儿科
急诊急症
解惑

徐灵敏　著

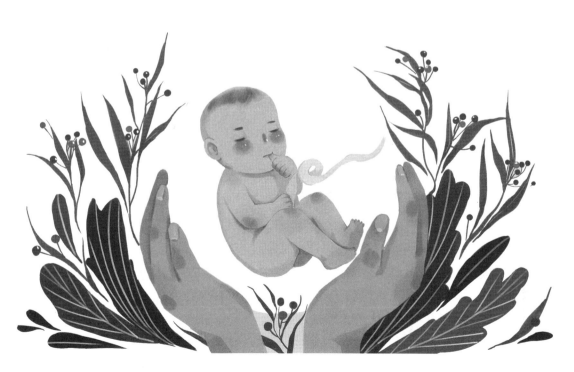

上海科技教育出版社

图书在版编目(CIP)数据

儿科急诊急症解惑/徐灵敏著. —上海:上海科技教
育出版社,2020.10(2023.2重印)
ISBN 978-7-5428-7357-6

Ⅰ.①儿…　Ⅱ.①徐…　Ⅲ.①小儿疾病—急诊
Ⅳ.①R720.597

中国版本图书馆CIP数据核字(2020)第138273号

责任编辑　蔡　婷
封面设计　李梦雪

儿科急诊急症解惑
徐灵敏　著

出版发行　**上海科技教育出版社有限公司**
　　　　　　(上海市闵行区号景路159弄A座8楼　邮政编码201101)
网　　址　www.sste.com　www.ewen.co
经　　销　各地新华书店
印　　刷　常熟华顺印刷有限公司
开　　本　787×1092　1/16
印　　张　9.5
版　　次　2020年10月第1版
印　　次　2023年2月第10次印刷
书　　号　ISBN 978-7-5428-7357-6/R·474
定　　价　38.00元

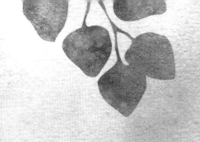

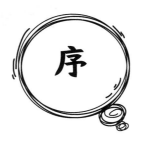

序

复旦大学附属中山医院青浦分院(青浦区中心医院)始创于1948年,是一所集医疗、教学、科研、预防于一体的三级综合性医院,是上海西部市区的一家重点医院。医院环境优美,业务辐射区域涵盖了上海西区乃至苏、浙、皖广大地区,具有良好的社会影响力和美誉度。经过几代人长达70多年的不懈努力,积淀了深厚的医院文化,"你我携手,健康共守"的服务理念激励着团队拼搏进取,不断前行,医、教、研人才队伍建设正成为医院发展的核心竞争力。立足青浦、做实做强区域医疗中心,做长三角地区优秀医院的愿景正在稳步实现。

儿童是社会家庭的希望、祖国的未来,儿科是内、外、妇、儿四大临床学科之一,也是我国医疗卫生体系建设的重中之重。为儿童健康提供高质量的儿科医疗服务是我院坚守不变的初心,而培养名医、良医,提高儿科医护人员临床医、教、研综合能力,是儿科发展的重要基础。徐灵敏博士已经从事儿科临床医疗、教学和科研工作30多年,是一位深受大众尊敬和信赖的儿科医生,曾荣登中国儿科前沿论坛发布的患者评选出的"评价最高的儿科医生"榜单和"好大夫在线品牌医生"榜单。

30多年来,徐医生不忘初心,牢记"保障儿童健康,提高生命质量"的儿科宗旨,不忘职业使命和社会责任,非常重视在日常工作中向家长传授科学育儿技能、健康理念和知识,近年来已撰写发表儿科学专业及科普文章300多篇,产生了广泛影响,荣获上海科普教育创新奖二等奖、上海市"十三五"首批推进公民科学素质先进个人、国家新时代健康科普作品征集大赛优秀奖等多项荣誉,是业界知名、患者称赞的好医生。

在医院建设成为复旦大学附属医院的2020年,徐灵敏博士撰写的原创科普图书《儿科急诊急症解惑》应时出版,可喜可贺。本书与其2018年撰写并荣获上海市优秀科普图书的《儿科常见病解惑》恰成姊妹篇,相信也一定会深受儿童家长喜爱,一定能够传播更多实用的科学育儿知识和技能,为健康儿童、健康中国做出更多贡献!

刘敏

复旦大学附属中山医院青浦分院党委书记

2020年6月

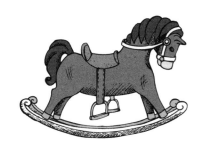

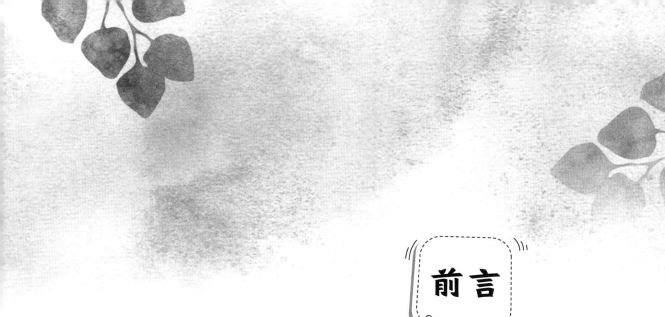

前言

　　拙作《儿科常见病解惑》于2018年出版发行后，受到了大家的好评和喜爱，有幸被评选为上海市优秀科普图书，这鞭策和鼓舞着我努力写出更多、更好的作品，本书也算是其姊妹篇吧！本书仍以本人10多年来笔耕不辍、记录存留的点点滴滴儿科临床经历为基础，用人文医学的笔触叙述与儿童健康和生存密切相关的儿科急诊和急症。

　　儿童急事多，儿科急诊多，在开设儿科的综合性医院，儿科常常是提供急诊医疗服务最多的专业。在繁忙的儿科急诊室，经常可见到因出现急症而被急匆匆的家长和120急救车送来的儿童，多数是常见病导致的发热、呕吐等不太危险的情况，少数是危重病甚至有生命危险，更令人扼腕叹息的是那些已经"院前死亡"的情况！早期诊治对于儿科急诊急症尤为重要，错过了有效救治时间，再高明的医术、高超的技术都可能无济于事。很多时候，儿科医生、护士和儿童家长一样痛心疾首，后悔没有提前发现和防治这些危及儿童生命的问题！面向儿童家长和大众传播科学育儿知识、理念和技能，把儿科急症的防治和急救端口前移到千家万户的儿童家长中，是撰写创作《儿科急诊急症解惑》一书的重要原动力。

　　回忆我30多年的儿科医生职业生涯，在救治患儿时以及与家长的交流沟通中感悟到很多生命的真谛和顽强。那一张张童稚可爱的脸庞从记忆中涌出，浮现在我的脑海中，微笑的、欢笑的、痛苦的、哭叫的，都是那么天真可爱，那些我们用尽全力也没能救回的失去生命的孩子的脸也像天使般美丽动人。任何生命的到来，都有其充分的理由；任何生命的历程，都充满着艰辛和磨难；任何生命的花朵，都应当美丽而绚烂。人类从幼小的婴儿到饱经沧桑的老者，谱写了一曲曲生命乐章，这些乐曲会让人感受到生命的真谛和珍贵。儿科医生面对儿童及其家长时,应当具有科普传播育儿知识和技能的热情,让现代科学技术惠及千家万户,陪伴每一个儿童健康成长。

发热了、咳嗽了、哭了笑了、拉了尿了,都可以成为儿童就诊的急症。这是儿童的特点,也是儿科疾病的特点:起病急、来势猛、变化快,家长急、医生怕、护士慌,所以儿科急诊量大。本书从如何防治可怕的"婴儿猝死综合征"开始,阐述了什么是儿科急诊和急症,如何居家观察、评估和早期诊治;从新生儿到青春期,不同年龄段儿童急诊急症的防治原则有哪些;如何面对发热、惊厥、大小便异常、哭闹、声音嘶哑等儿童常见急症;如何处理呼吸困难、脱水休克、脓毒症、急腹症、脑炎和脑膜炎、颅内出血等急危重症。本书努力让严肃的医学问题带着人文的温暖生动起来,同时又不失儿科医学本身的科学性、系统性、严肃性、正确性及实用性。

感谢上海市科学技术委员会项目"儿童常见病区域内分级诊疗与健康管理模式的研究"(项目号 16411972500)、上海市青浦区科委科学技术协会项目"健康未来——儿童常见疾病科普宣教"(项目号 QPKP17A-09)对本书的资助,感谢多年来支持、鼓励我的医院领导、医学师长、儿科同道、儿童家长及社会大众!

《儿科急诊急症解惑》一书力图分享传播更多实用的科学育儿知识、理念和技能,适合儿科医生、儿科护士、儿童家长及关注儿童健康的社会大众阅读,为健康儿童、健康中国多做点力所能及的事情。由于本人水平有限,错误不足之处在所难免,敬请读者朋友们批评指正。

徐灵敏

2020 年 6 月

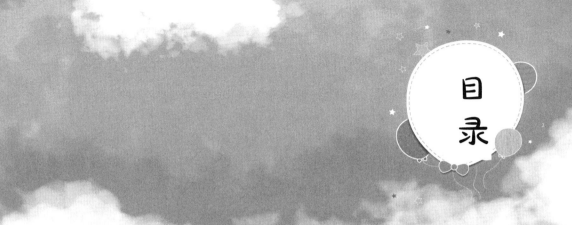

目 录

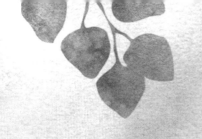

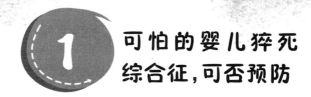

1 可怕的婴儿猝死综合征,可否预防

婴儿猝死综合征(sudden infant death syndrome,SIDS)是指1岁以下婴儿的突然死亡。SIDS虽然不是常见儿科急诊急症,但它却被称为躲在婴儿背后的"魔鬼",时刻觊觎着世界各地婴儿的生命安全!在一些贫穷落后的地方,由于SIDS的发生率高,婴儿出生后1岁之前是不起名字的,能活过1岁才算是"人",才正式起名字。

1.1 为什么SIDS是儿科挥之不去的谜团和噩梦

在儿童生长发育中,随着年龄的增长,不同阶段的解剖、生理和心理等功能表现出与年龄相关的规律性。通常把儿童分为以下7个年龄期:①胎儿期:从受孕到分娩出生共280天;②新生儿期:自胎儿娩出脐带结扎至出生后28天;③婴儿期:自出生到1周岁之前,包括新生儿期;④幼儿期:自1岁至满3周岁之前;⑤学龄前期:自3周岁至6~7岁入小学之前;⑥学龄期:自入小学开始(6~7岁)至青春期之前;⑦青春期:年龄范围一般为10~20岁,女孩的青春期开始年龄和结束年龄都比男孩早2年左右。

发生在1岁以下婴儿的SIDS也称摇篮死亡,1969年第二次国际SIDS会议统一其定义为:外表似乎完全健康的婴儿突然意外死亡,死后虽经尸检亦未能确定其致死原因者称SIDS。时至今日,人们还没有完全了解它的发生原因,更没有办法完全阻止这种可怕的婴儿死亡。常常是家长一觉醒来,发现身边的小婴儿没有生命活力了,刺激没有反应、呼叫没有应答,甚至全身已经冰凉、发硬、变色。呼叫120急救,医生已无力回天,也无法找到死亡原因,只能诊断为SIDS!

无法找到SIDS的真凶很重要的原因是,这个婴儿来到急诊室时已经死亡,临床医生无法通过常用的体格检查、辅助检查和检验手段来进行诊断和鉴别诊断,只能请病

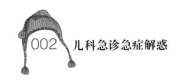

理解剖医生或者法医来做尸体解剖。当尸体解剖也不能寻找到婴儿死亡的病理原因，或者家长拒绝进行尸体解剖时，儿科医生因找不到婴儿死亡的原因，就只能诊断为SIDS！

1.2 SIDS 发生的高危因素有哪些

医生诊断疾病的过程，严格说来，有些科学探索的性质，也有点像警察抓小偷、法官审判定罪的过程。没有找到死亡原因，不等于没有死亡原因，就像没有抓住小偷、无法确定罪犯，不等于没有小偷和罪犯一样。

尸体解剖可能无法找到SIDS发生的病理原因，但儿科医生联合流行病学等多学科专家，通过专业调查、回顾性分析等，对SIDS婴儿的年龄、时间、生活、居住环境、看护人情况等通过统计学分析、对比分析、排除分析以及现代的大数据模型分析，寻找到了与SIDS发生相关的因素，并采取了各种干预措施，发现了一些减少SIDS发生的措施。

SIDS是出生14天至1岁婴儿最常见的死亡原因，占该年龄组病死率的30%，发病率为0.1%～0.2%，世界各地均可发生。发病时间多为夜间至次日清晨，秋季、冬季和早春等寒冷季节较为多发，且多数发生在婴儿睡眠期间，出生后2～4个月龄发病率最高。存在脑部缺陷、免疫系统异常、新陈代谢紊乱、呼吸调节机制发育不足、心跳失调等因素的婴儿更易发生SIDS。进一步研究还发现了一些婴儿生存环境中与SIDS相关的因素，减少或避免这些不良环境因素的影响，可以降低SIDS的发生率。

1.2.1 环境因素

1.2.1.1 出生前的宫内环境：多产次、母亲未成年、与上次怀孕间隔时间短等妊娠有关的不良因素同SIDS的发生有关，提示宫内环境不佳是发生SIDS的高危因素。

1.2.1.2 婴儿睡眠的环境：研究一致证明俯卧位睡眠可增加SIDS的危险。

1.2.1.3 吸烟暴露：父母或与婴儿同居一室的其他人吸烟是SIDS严重的危险因素。

1.2.2 大脑发育缺陷：越来越多的证据表明，有些死于SIDS的婴儿脑干发育异常或不成熟，而正是大脑的这部分控制着睡眠期间的呼吸和苏醒。通常情况下，婴儿能够感觉到诸如缺氧和二氧化碳过多之类的问题，但是当大脑发育异常的时候，他们就有可能缺乏这种保护机制。

1.2.3 免疫系统发育缺陷：研究表明，有些死于SIDS的婴儿，其免疫系统产生的白细胞和蛋白质的数量高于正常水平。这其中的一些蛋白质会与大脑互动，在睡眠期间改变心跳和呼吸的频率或让婴儿进入深层睡眠。

1.2.4 新陈代谢紊乱：患有先天性新陈代谢紊乱的婴儿更容易死于SIDS。比如，缺少中链脱氢酶或其他的某种特定的酶，婴儿就无法正常处理脂肪酸，这些酸性物质的堆积导致的新陈代谢紊乱可能是SIDS的原因。

1.2.5 **心脏异常**：体检发现心率变异性减少和增加的婴儿死于SIDS的可能性增加。

1.3 如何预防SIDS的发生

综上，在日常生活中，我们可以采取以下措施来预防可怕的SIDS的发生。

1.3.1 **重视孕前准备**：在准备怀孕的3~6个月前到医院的妇产科门诊完成孕前咨询和检查。妇产科医生通过询问病史、体格检查及必要的辅助检查，调研分析夫妻双方的遗传背景、生活环境及身心健康状况，孕育健康宝宝的风险，决策需要实施的干预措施，促进有利因素、防止不利因素，做好保障儿童健康的第一步。

1.3.2 **做好产前检查**：在《国家基本公共卫生服务规范》中和《孕产妇健康管理服务规范》中，对产前检查做出了详尽明确的要求，按照要求做好产前检查、及时纠正不利因素是对儿童最好的祝福。

1.3.3 **为婴儿提供良好的睡眠环境**

1.3.3.1 **不要和婴儿同床睡眠**：在家长的大床旁边，为婴儿提供单独睡眠的舒适、安全的小床，让婴儿单独睡眠更安全。

1.3.3.2 **仰卧位睡眠更安全**：仰卧位睡眠即面部向上，去枕平卧。俯卧位睡眠即趴睡可增加SIDS的危险，趴睡是引起婴儿窒息的重要因素之一。趴睡比较易导致婴儿胃食管反流。特别是在婴儿吃饱喝足后，当胃内容物反流到咽喉部吸入气道造成窒息的风险会增加。同时，趴睡婴儿的口腔和鼻子也比较容易被衣物或被褥堵住。

1.3.3.3 **婴儿的居室拒绝吸烟暴露**：父母亲或与婴儿同居一室的其他家长吸烟，都是SIDS最重要的危险因素。

1.3.3.4 **婴儿的居室要有阳光照射**：有利于通风透气、清除真菌等有害物质。

1.3.3.5 **婴儿睡眠环境卫生**：婴儿睡眠时，周边床上环境需确保安全、干净、卫生，不要放置与睡眠无关的玩具等物品，万一婴儿在入睡期间，床上的东西堵住了婴儿的口鼻，或被婴儿抓住放入嘴里，都会有窒息的风险。

1.3.3.6 婴儿睡眠中，要注意避免被褥、衣物覆盖头部。

1.3.4 **做好新生儿疾病筛查和儿童保健**：婴儿出生后，首先遵照国家《国家基本公共卫生服务规范》中《儿童健康管理服务规范》的要求，做好新生儿疾病筛查和儿童保健，及时发现脑部缺陷、免疫系统异常、新陈代谢紊乱、呼吸调节机制发育不足、心跳失调等危险因素，促进婴儿健康成长，有利于避免SIDS的发生。

1.3.5 **科学喂养**：提倡母乳喂养，鼓励使用安抚奶嘴，健康乳母的饮食和生活习惯，都有助于降低SIDS的发生。乙醇(酒精)会刺激婴儿神经，哺乳期的母亲也要减少进食含酒精的食物，比如酒酿丸子汤、酒心巧克力等。

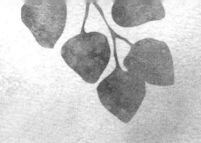

2 什么是儿科急症

儿童急事多,儿科急诊多!养儿育女的家庭,忙乎的事情大多数是儿童的;开设儿科的综合性医院,儿科常常是提供急诊医疗服务最多的专业。

发热了、咳嗽了、哭了笑了、拉了尿了,都可以成为儿童就诊儿科急诊的急症。这是儿童的特点,也是儿科疾病的特点,起病急、来势猛、变化快,家长急、医生怕、护士慌,所以儿科急诊量大。

2.1 什么是儿科急症

急症即急性症状,症状是一个医学术语,是医生、护士们在大学读书阶段学习《诊断学》时必须掌握的一个名词。人生病了会导致机体出现一系列病理生理变化,这些变化会引起一些器官、系统功能、代谢和形态结构异常,这些异常变化包括主观上的异常感觉和客观上的病态改变,在医学上统称为症状。狭义的"症状"主要是指患者主观感知到的痛苦和不舒服,广义的"症状"也包括临床医生和护士通过临床观察、体格检查和辅助检查发现的异常体征和指标。

在儿科大量的急诊急症患儿中,大部分是不需要这么急急忙忙辛苦地赶到医院来看急诊的,少部分确实是病情急、病情重、病死率高的急症,必须看急诊及时诊疗处理的。很多时候,家长朋友们历尽千辛万苦终于见到儿科医生了,诊断孩子是普通的急性感染,诸如单纯简单没有并发症的"急性上呼吸道感染""急性胃炎""急性病毒性腹泻""消化不良"等,嘱咐带孩子回家简单用药、加强护理,2~3 min就结束了诊疗。

这样的就医过程有时也是必需的,因为排除了严重问题和疾病。如果陪伴儿童的家长拥有相关的经历和经验,当孩子突然出现急性症状时,大多数情况不是必须要到医院儿科看急诊的,这样的经历对于维护孩子的身心健康也不是最有利的。为了儿童健康的生长发育,家长在陪伴的过程中需要付出很多辛苦,也需要学习很多育儿知识和经验。

2.2 儿科常见的急诊急症有哪些

下面这些症状是儿科急诊就诊的指征,也可以说是儿科急症,当儿童出现这些症状时,需要尽快到儿科急诊就诊。病情危重的情况下还需要拨打120急救电话,请求120急救医疗服务!

2.2.1 高热(口表温度≥39 ℃,肛表温度≥39.5 ℃)或低体温(肛表温度<36 ℃),持续4 h以上,并伴随有其他痛苦表现,影响了患儿的吃喝拉撒睡玩。

2.2.2 新生儿(包括早产儿)出现任何异常症状。是否异常是家长判断的,与家长的育儿经验和学识有关。

2.2.3 突然出现面色青紫、苍白、红肿等症状。

2.2.4 突然出现全身皮肤黏膜红肿、皮疹、溃破等症状。

2.2.5 突然出现声音嘶哑、吞咽困难等症状。

2.2.6 进食时突然出现面色改变、惊恐不安、不能发出声音等症状。

2.2.7 摔倒、碰撞后发现有出血,皮下血包,运动、精神和意识异常等症状。

2.2.8 突然出现不哭、不动、不吃、不喝、呼之不应等症状。

2.2.9 心跳呼吸骤停,严重呼吸循环衰竭。

2.2.10 突然出现严重咳嗽、喘息、呼吸急促、呼吸困难或呼吸窘迫。

2.2.11 突然出现休克、面色苍白、四肢发凉、心律紊乱等。

2.2.12 先天性心脏病伴缺氧发作、急性心功能不全等心血管问题。

2.2.13 各种原因引起的惊厥、意识障碍或昏迷。

2.2.14 出现严重呕吐、腹泻、腹疼、急性消化道出血。

2.2.15 发生了急性中毒、外伤、溺水、触电等其他各种意外伤害。

2.2.16 突然出现其他需要急诊救治或监护的疾病或症状。

2.3 如何快速评估毛细血管充盈时间

上面这16项儿科急症,大多数需要判断孩子的循环状态,毛细血管充盈时间(capillary filling time,CRT)是快速评估儿童循环状态的一个体征和症状,儿科医生在体格检查中,经常通过简单的毛细血管充盈试验检测CRT,快速评估孩子的循环状态。儿童的很多病理情况都可导致CRT异常,上面这些儿科急诊急症,几乎都可

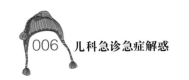
伴随CRT延长。毛细血管充盈试验简单易学,建议家长朋友们都尝试着学学这一技能。

　　在急诊室,儿科医生在给患儿做体格检查时,特别是当患儿有腹泻、呕吐等可能导致脱水、循环不良时,会用手指压迫患儿的指(趾)甲、面部额头、胸骨表面、胫骨前内侧面等皮下组织表浅部位,压迫片刻局部呈苍白色后再松开手,马上观察患儿被按压局部的皮肤颜色变化,这个操作过程就是在做毛细血管充盈试验。

　　在血容量充足、循环功能正常时,松开手,毛细血管开放就会有大量血液通过,按压部位皮肤马上会变成潮红色。撤除压力后,局部皮肤颜色由白转红的时间≤2 s,即CRT≤2 s,提示患儿的循环功能正常。如果局部皮肤颜色由白转红时间>3 s或呈斑点状发红,即CRT>3 s,提示患儿的循环功能不正常。

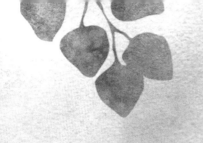

 儿科急诊就诊须知

在儿科急诊室,经常见到第一次带孩子看病的家长,因为不了解儿科急诊就诊的医院和流程,跑错了医院、跑错了地方、挂错了号,在心急如焚中又浪费了不少时间,甚至耽误了患儿看病就医的最佳时机。更令人痛心的是,有时也影响了患儿的生存和健康。因此,儿童家长需要提前了解居住地附近儿科诊疗服务的开设情况,掌握好儿科急诊就诊的医院、路程、路线和流程。

3.1 确定好就诊的医院

儿科是内、外、妇、儿四大临床学科之一,从最有利于保障人类健康和医学学科全面发展的角度来说,理论上除了儿童专科医院开设儿科门诊急诊医疗服务外,所有的综合医院都应该开设儿科,为儿童健康成长保驾护航,提供24 h儿科门急诊服务。但是,实际生活中,是否开设儿科还受很多因素影响,并不是所有医院都开设有儿科,而且开设有儿科的医院也不一定都开设有儿科急诊服务。

一般情况下,大多数二级、三级医院提供儿科门急诊医疗服务。目前,越来越多的社区卫生服务中心也开设了儿科门急诊。当孩子突然出现健康问题、需要到儿科急诊就诊时,最好是到曾经带孩子去看过病的儿科门诊,因为能确定该医院开设有儿科急诊,并且对该医院不陌生。

3.2 了解儿科急诊室的设置

大多数二级、三级综合医院的儿科拥有独立区域,布局合理、分区明确,就诊环境符合儿童需要。儿科急诊室是医院儿科的一部分,为了满足儿童急诊需求,多数儿科

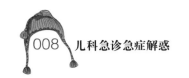

急诊室是设在医院内便于患儿迅速到达的区域,并邻近大型影像检查等急诊医疗依赖较强的辅助检查部门。

儿科急诊室一般设立专门的急诊候诊区、预诊分诊处、诊察室、留观室和抢救室,配备有适于儿童抢救的医疗器械设备,建筑格局和设施也应当符合医院感染管理的要求。急诊区域应当有清晰警示标志、导向标志、识别标志和登记标志,急救绿色通道的标志更醒目。

3.3 了解儿科急诊就诊流程

家长如果比较熟悉所在医院的就诊流程,所在医院的预检、挂号分区、分流和管理等流程也清晰、顺畅、快速,患儿的病情也允许排队,那么就按照下面急诊急症的常规流程走。如果家长感到患儿病急、病重,不允许等待,那么就不要犹豫,马上冲到预检处向工作人员说明情况。急诊室忙乱是其专业特点决定的,很多急症必须分秒必争正确处理,您不能确定孩子是否安全的情况下,就不要犹豫,立即以最快的速度向工作人员求救!

3.3.1 预检和挂号:一般情况下,儿科急诊入口显眼处设立挂号收费处、预诊分诊台,就诊流程和各区域标志醒目,白天有指路标志,夜间有指路灯。

为了合理安排就诊,在预检处,由经验丰富的护士先对患儿的病情进行预检评估,判断患儿病情严重程度,对可能危及生命的患儿应立即置抢救室实施抢救。在预检处,需要登记患儿的姓名、性别、年龄、症状、生命体征、住址、来院准确时间、来院方式、家长联系方式等,并记录入急诊医疗文书中。若能提前准备好这些相关信息,会更加有利于患儿顺利就诊。

急诊挂号收费处一般设在儿科急诊入口明显处,预诊分诊台、就诊流程和各区域标志醒目,按照病情轻重,把急诊患儿病情分级与分区。病情由重到轻分为Ⅰ级、Ⅱ级、Ⅲ级和Ⅳ级共4个级别,Ⅰ级患儿病情最重,Ⅳ级患儿病情最轻。候诊区依据接纳候诊患儿的病情轻重分区,由重到轻分为红、黄、绿三个区域,红区患儿病情最重,绿区患儿病情最轻,这样便于有效分流患儿。

3.3.2 分区、分流和管理:Ⅰ级、Ⅱ级患儿需要进入红区立即进行支持、抢救和诊疗。这类患儿亟须采取挽救生命的干预措施,该区域中应配备急诊的优势资源。病情相对稳定后,转入专科病房或留观室。患儿留观过程中出现急危重症或生命体征不稳定,直接送入抢救室进行救治。

Ⅲ级患儿需在黄区进行候诊,护士根据来诊时间顺序安排就诊,特殊患儿安排提前就诊。候诊时间不宜超过30 min。

Ⅳ级患儿需在绿区进行候诊,注意巡视病情,或建议门诊就诊。各区之间紧密联系、密切配合、转移畅通。

3.3.3　留观、住院和回家:儿科医生发现患儿有下列情况时,需要收入留观室进行治疗观察:①暂时不能确诊,等待诊断性检查结果者;②病情有潜在进展危险;③患儿需要候床住院。留观期间有医护人员定期巡视,严密观察治疗反应,随时发现病情变化。病情加重或出现生命体征异常者应送入红区诊治。

诊断明确需要住院的患儿,收入相关专科病房。病情较轻、病情缓解的患儿,儿科医生会开出居家治疗观察的药物和医嘱,必要时安排门诊随诊。

3.3.4　转院:部分急诊患儿,如急性传染病或心肺功能异常病情危重者,经儿科医生评估后需要转院时,就诊医院医生会提供病情摘要、诊治建议、重要资料复印件等。如果需要转诊或转院,首先要和面前的就诊医生沟通,确定对孩子健康最有利的转诊或转院的方式方法,是自行前往还是120急救车转运;还要记得把初诊的记录和检查化验资料带好,以便于再诊医生了解病情变化,有助于尽快明确诊断和治疗。

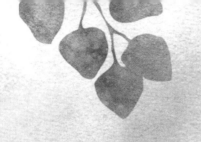

4 孩子病了莫慌张，先做儿科三角评估"ABC"

儿科急症这么多，儿科医生、护士和家长们都难以短时间内熟练掌握、准确鉴别，大家都是需要长时间的经验积累，才能够在了解、理解孩子的基础上学习更多的关于儿科急诊急症的知识和技能。

 **为什么儿科急诊急症多**

儿科急诊多，不仅仅是因为儿童急诊、急症、急病多，更重要的原因是儿童疾病变化快、并发症多，常见的感冒、发热、腹泻等简单疾病有时候也会并发一个甚至多个器官或系统功能障碍甚至衰竭。不同年龄儿童的表达能力和方式都不同，如何与不同的儿童沟通了解他们的痛苦、如何观察他们的病情变化，是及时早期发现疾病危险迹象的重要技能，需要儿科医生和护士们不懈的努力，也需要每位爱孩子的儿童家长加强学习。

4.2 什么是儿科三角评估"ABC"

美国儿科学会提出的快速评估儿童病情的方法称为三角评估法（the pediatric assessment triangle，PAT），是美国儿科医生必熟练掌握的临床技能。应用此法能迅速判断病情，及时筛查出病情危急的儿童并给予相应的处理，避免病情恶化造成不良后果。

三角评估法（图1）简单、易学，而且具有很强的实用性，是一种基于视觉和听觉线索的快速评估方法，主要包括3个要素"ABC"，从外观、呼吸运动、皮肤循环三方面的评估对孩子进行分诊，所以可以称其为儿科三角评估"ABC"。

A是指外观（appearance）：PAT-A这一角和（或）边代表的是与孩子年龄、发育阶

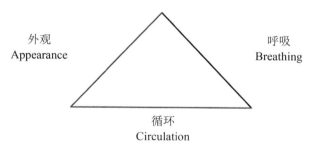

图1 三角评估法（PAT）

段相关的对周围环境的反应能力，主要包括肌张力、反应、可安抚、注意力、发声5方面。即当孩子出现任何异常情况时，综合观察分析这些外观情况，包括营养发育情况、神志、表情、对周围事物的反应、皮肤颜色、体位、行走姿势和孩子的语言能力等。

比如，孩子对查体的配合度，与父母或其他看护者的互动情况如何，能否给予安抚，眼神是正常的还是凝视的，能正常说话还是哭闹不止等。总的来说，A就是通过互动来观察孩子的外观、表情、动作、行为、声音和语言等与平常是否不同，是否有痛苦或明显的病理情况，评估孩子的健康状况是否有紧急问题。详见表1。

表1 外观

特 征	正常特点
配合程度	活动自如：查体不配合；符合年龄的坐或站
互动	对临床医生或看护者警觉，与人及环境的互动，伸手拿玩具或物体
可安抚	看护者可以使患儿停止哭闹，对医生和看护者有不同的反应
注视或凝视	与临床医生进行眼神交流，视觉追踪
说话或哭闹	剧烈哭闹，适合年龄阶段的语言

B是指呼吸功（work of breathing）：PAT-B 这一角和（或）边代表的是呼吸功能，是指孩子吸入氧气、排除二氧化碳维持机体正常血气水平，呼吸系统需要做的呼吸功能。

如果观察到孩子出现异常呼吸音、异常呼吸体位、呼吸三凹征、鼻翼扇动等，提示呼吸功能异常、病情危急，需要急诊救治。异常呼吸音包括哮鸣音、喘鸣音、干湿啰音、胸膜摩擦音、断续呼吸音等；异常体位包括用力吸气/呼气体位、支撑体位和其他反常体位；三凹征（three depression sign）是指吸气时胸骨上窝、锁骨上窝、肋间隙出现明显凹陷，是由于上部气道部分梗阻所致吸气性呼吸困难；鼻翼扇动是指鼻孔扩张呈喇叭形以增加吸气时呼吸作用。详见表2。

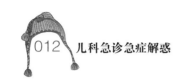

表2 呼吸功

特征	异常特征
异常气道音	打鼾;声音嘶哑或低沉;喘鸣;呼噜声;哮鸣
体位异常	用力吸气体位;支撑体位;偏爱固定体位
凹陷	锁骨上、肋骨间隙、胸骨下凹陷;婴儿点头呼吸
鼻翼扇动	吸气时鼻孔呈喇叭形

C是指皮肤循环(circulation to the skin):PAT-C这一角和(或)边代表的是通过判断皮肤颜色、弹性、毛细血管充盈时间等来判断循环系统对全身的灌注情况,判断是否存在体液或血液丢失或异常分布。

人体具有很强的代偿和调节能力,当心、脑等重要器官血液灌注不足时,通过代偿机制使全身血液重新分布,皮肤和黏膜等相对次要的组织器官的血流会相对不足,这时候通过判断皮肤颜色和CRT等可快速做出全身灌注情况的判断,可以初步判断是否存在严重循环功能异常的可能。当血液重新分布时皮肤常出现花斑纹或皮肤苍白、缺氧时皮肤出现发绀、煤气中毒时皮肤变成樱桃红色,脱水严重时眼窝凹陷明显、皮肤黏膜弹性差等。详见表3。

表3 皮肤循环

特征	异常特征
苍白	皮肤黏膜苍白
色斑	不同程度的血管收缩导致皮肤片状变色、有花纹
发绀	皮肤黏膜变蓝

4.3 怎样运用儿科三角评估ABC

综上所述,儿科三角评估ABC法很适合儿童家长学习应用,孩子突然出现了病理情况莫慌张,先用PAT做儿科三角评估ABC判断病情的轻重缓急。PAT的任何一角和(或)边出现异常都表明孩子病情不稳定,需要尽快到医院儿科急诊就诊。

儿科三角评估ABC的目标是对孩子整体的生理状态做出快速判断,也就是首先看看孩子是否生病? 病情是否危急? 是否需要尽快去医院看儿科急诊? 是否需要呼叫120紧急救治? 孩子目前的病情,怎样去医院更合适? 过度诊疗会造成医疗资源浪费和加重家庭负担,忽视轻判病情又可能导致误诊或漏诊,从而导致病情加重甚至错失治疗良机。因此,准确及时的病情评估是儿科医生和儿童家长的基本功。

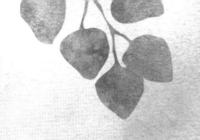

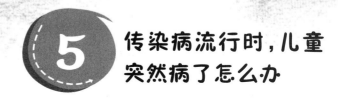

5 传染病流行时，儿童突然病了怎么办

人类的生存和发展是一部和传染病斗争的历史。每个儿童的出生和生长发育也都是在防治传染病的预防保健中长大成人的。儿童是传染性疾病的易感人群，也是国家公共卫生疾病防疫部门的重点保护对象。

2019年岁末、2020年年初，一种新型冠状病毒肆虐全球，世界卫生组织（World Health Organization，WHO）正式将这种病毒命名为2019新型冠状病毒（2019 novel coronavirus，2019-nCoV），将2019-nCoV感染导致的肺炎等疾病命名为2019冠状病毒病（corona virus disease 2019，COVID-19）。目前，2019-nCoV感染已经被纳入了《中华人民共和国传染病防治法》规定的乙类传染病，并采取甲类传染病的预防、控制措施。2019-nCoV的出现，再次向人类世界敲响了传染病防治的警钟。

5.1 传染病流行时，儿童病了怎么办

传染病流行时，很多带儿童到儿科急诊就诊的家长忧心忡忡地说："我们知道医院是传染病多的地方，带孩子来医院更容易被传染。那么，当发现孩子出现发热等不舒适表现时，我们该如何做呢？什么时候到医院就诊为好呢？"

的确，这是一个值得重视的问题。很多传染病的临床表现是发热、咳嗽等呼吸道症状，包括2019冠状病毒病，这些症状都是儿科门急诊常见的就诊原因，也是家长朋友们养育儿童中必须面对的儿童常见病症。在传染病流行时，儿童常见病仍然是儿童常见的急诊急症，不能说所有的儿童发热、咳嗽都是当下流行的传染病引起的。

因此，在传染病流行的非常时期，大家都要时刻关注相关传染病的疫情管控信息，发现儿童出现咳嗽、发热这些常见呼吸道病理症状时，首先要回顾下近期儿童的

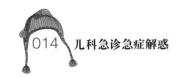

行踪,考虑追问下有无疫情相关的流行病学接触史,如果有,则按照当下国家非常时期疫情防控的要求,立即做好防护,到指定的医疗机构发热门诊进行专业医学诊疗。

如果没有疫情相关的流行病学接触史,可先按照常见病的处理原则。病情不太严重时先居家观察儿童病情变化,对儿童进行加强护理、调整饮食、适当多饮水,开心愉快地玩几天,也许儿童的疾病就好了。这样就避免了带儿童到人多的医院看病的辛苦,也减少了儿童到医院接触传染源被传染的风险。

5.2 如何预防儿童罹患传染病

传染病传播流行的环节包括传染源、传播途径和易感人群。急性传染病的预防和控制措施包括发现和管理传染源、切断传播途径和保护易感人群。在传染病流行期间,家长朋友们在居家期间可采取以下7项措施来保护儿童,预防儿童罹患传染病。

5.2.1 儿童和家长都要勤洗手,保持手卫生。手会接触各种各样的病原微生物,洗手是明确的有效预防措施之一。使用肥皂和流动的清水,搓手不少于20 s(参照医院的专业七步洗手法),可有效保持手卫生。出门在外不方便找到清水和肥皂,可以使用含有70%~80%乙醇(酒精)的免洗洗手液。

5.2.2 咳嗽或打喷嚏时,用一次性纸巾或衣袖遮盖口鼻,并洗手。

5.2.3 拥抱接触儿童前,最好洗干净双手,换上干净的衣服。

5.2.4 肉蛋等有可能携带病毒、细菌的食物,必须彻底做熟后方可食用。不要让儿童近距离接触野生动物或活牲畜家禽。

5.2.5 少带儿童去医院、商场、会场、课堂、饭店等人口密度大、通风不良的地方,避免与呼吸道感染患者密切接触。尽量避免乘坐地铁、火车、公交车等密闭人多的交通工具。

5.2.6 注意公共卫生,不要随地吐痰、大小便。

5.2.7 3岁以上的儿童,出门注意戴一次性医用外科防护口罩,一次性口罩最长戴4 h就需更换,或被水浸湿失去防护效果时也需要更换。手尽量不要随意摸脸、揉眼睛、抠鼻子,不要用手直接拿食物。

5.3 法定传染病有哪些? 儿童如何接种相关疫苗

知己知彼,百战不殆。为了更好地保护我们的儿童,儿科医生和儿童家长都有必要了解《中华人民共和国传染病防治法》中规定的需要传报的可能危害儿童健康的法定传染病。

5.3.1 传染病被分为了甲、乙、丙三大类来进行管理和防控，不同类型的传染病上报的时限是不一样的。甲类传染病，城镇要求发病后 2 h 内通过传染病疫情监测信息系统上报，农村不得超过 6 h。乙类、丙类传染病上报时限必须在 24 h 内。

5.3.2 甲类传染病 2 种：鼠疫、霍乱。

5.3.3 乙类传染病 27 种：新型冠状病毒肺炎、传染性非典型肺炎（严重急性呼吸综合征）、艾滋病、病毒性肝炎、脊髓灰质炎、人感染高致病性禽流感、甲型 H1N1 流感、麻疹、流行性出血热、狂犬病、流行性乙型脑炎、登革热、炭疽、细菌性和阿米巴性痢疾、肺结核、伤寒和副伤寒、流行性脑脊髓膜炎、百日咳、白喉、新生儿破伤风、猩红热、布鲁菌病、淋病、梅毒、钩端螺旋体病、血吸虫病、疟疾。

5.3.4 丙类传染病 11 种：流行性感冒、流行性腮腺炎、风疹、急性出血性结膜炎、麻风病、流行性和地方性斑疹伤寒、黑热病、包虫病、丝虫病，除霍乱、细菌性和阿米巴性痢疾、伤寒和副伤寒以外的感染性腹泻病、手足口病。

5.3.5 我国国家计划免疫《预防接种服务规范》规定，每一个儿童出生后首先就要尽快注射卡介苗和乙肝疫苗，脊髓灰质炎三型混合疫苗、百日咳、白喉、破伤风类毒素混合制剂和麻疹减毒疫苗等 5 种疫苗的接种必须在 1 岁内完成。这样的规定是为了保护儿童，也是为了提高人群的免疫水平，达到控制和消灭传染病的目的。

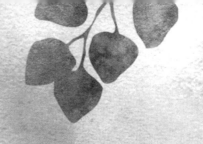

6 急诊那么急，为啥医生问"孩子有无慢性病"

　　儿科急诊室，无论面对病情多么危急的孩子，儿科医生在紧急的诊疗过程中，一般都还要问2个问题：①孩子多大了？②孩子有无慢性病？

　　问"孩子多大了"，家长们都会认真回答，因为大家都知道儿童疾病的诊疗和预后都与年龄关系密切。问"孩子有无慢性病"，有些家长就会因为不理解而显得不耐烦，特别是当孩子突然出现了急性问题，家长一门心思想尽快解决这个急性问题时。

　　其实，任何疾病的发生、发展都和机体的基础状况有关，"孩子有无慢性病"和年龄一样是儿童的基础情况，任何时候都会影响儿童的生长发育和疾病转归过程，医生在做病情评估、诊断和治疗决策时，对孩子的基础状况了解得越详尽，决策就会越准确有效。所谓的精准诊断、精准治疗，都是以精准了解病情为基础的。

　　随着社会经济文化和科技的发展，在世界各国推行越来越广泛的新生儿疾病筛查，就是通过现代科技手段，在每个儿童出生时就检测探究其有无慢性病。我国新生儿疾病筛查始于1981年，国家为此颁发了《新生儿疾病筛查技术规范》和《新生儿疾病筛查管理办法》，推行筛查的疾病为6种：①苯丙酮尿症（phenylketo nuria，PKU）；②先天性甲状腺功能减低症（CH）；③葡萄糖-6-磷酸脱氢酶（G6PD）缺陷病；④先天性肾上腺皮质增生症；⑤先天性心脏病；⑥听力筛查。

　　上述6种慢性疾病，早期发现，及时给予恰当的长期干预治疗，可以让患儿的生长发育水平接近正常人。作为医生和家长时刻不要忘记这些儿童的特殊情况。儿科临床工作和其他医学专业一样，需要理论知识和技术知识的有机结合，在实践中积累经验，以不断提高诊断的准确性。同时，儿科临床又具有特殊性，特别是儿童的表达能力、家长的关注重点和主诉的选择性偏差，都会造成医生在诊疗过程中的困难。因此，无论病情多么危急，无论何时为了顺利帮助孩子度过人生不期而遇的难关，儿科医生和儿童家长都不要忘记了每位孩子的个体差异，不要忘记回顾"孩子有无慢性病"。

至今仍记得那个冬天临近春节的夜晚的急诊，一个看起来像2岁的男孩，被一家人急急慌慌抱入儿科急诊室，主诉是"咳嗽气喘15天，输液7天，加重1天"！

6.1　诊疗经过

进到急诊室，孩子母亲就开始愁容满面地反复说："孩子为何总是咳嗽气喘？这都已经输液7天了，时好时坏、时轻时重，今天又加重了，又咳嗽气喘得睡也睡不下！眼看快到春节了，我们希望他能快点好起来，一家人可以好好过春节。"

儿科医生：嗯，确实挺严重的，已经咳嗽气喘15天、输液7天也没有好转，今天又这么重。还好，孩子不缺氧，不需要紧急救治，我们先把病因搞清楚。孩子多大了？挂号处病例登记的是5岁，孩子看起来小啊？！

儿童家长：孩子是5岁，孩子长的小您别管了，把孩子的咳嗽气喘治好就行了！

儿科医生：孩子确定是5岁吗？为什么长得这么小，像2岁的孩子？也许这个长得小的原因与目前的咳嗽气喘有关呢，您之前为孩子检查过长得小的原因了吗？

儿童家长：是的，我们查过，这个孩子从小就有病，长得小的原因我们已经做过基因检测，是*FBN*1基因突变GD2综合征。我们这次不看长得小，我们就看咳嗽气喘。

儿科医生：哦，*FBN*1基因突变GD2综合征是一种罕见的基因突变性疾病，这个病不仅会使孩子身材矮小，还会影响心肺功能，孩子反复咳嗽气喘与这个病有关的。您带孩子来医院看病15天了，输液也7天了，之前告诉医生孩子有这个病吗？

儿童家长：我以为*FBN*1基因突变GD2综合征只与孩子身材矮小、四肢发育不好有关系。看咳嗽时没有医生问过孩子身材矮小的问题，我就没有想到要说这个病。

儿科医生：孩子的这个基因疾病，您是何时在哪里确诊的？看什么病时确诊的？

儿童家长：3年前，孩子2岁时手指头伸不直，到儿科医院看骨科，小儿骨科医生说："手指头伸不直是需要手术的，但手术前要弄清楚发生的病因。看孩子四肢短小、发育不好，可能有遗传代谢性疾病，建议到内分泌科看看。"我们又挂了小儿内分泌科的号，医生给查了基因，确诊是"*FBN*1基因突变GD2综合征"。确诊后，骨科和内分泌科医生们都说，孩子的身材矮小、四肢发育不良是因这个基因疾病引起的，无法治疗，做骨科手术只是让孩子的手灵活一点，生活更便利点。所以，对于孩子的身材矮小，我们知道无法治疗，就不用医生治了。我们现在就是想治疗孩子的咳嗽气喘。

儿科医生：谢谢您，您为了孩子付出了很多艰辛！您把病史说得这么清楚，您对"*FBN*1基因突变GD2综合征"这个罕见病应该是有点了解了。您看孩子的体型外貌

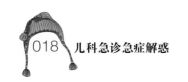

特征,除了身材矮小外,还有明显的四肢短小、肋缘外翻、腹部膨隆。孩子的反复咳嗽气喘与这个基因疾病也是有关的。知道了孩子的这个慢性病,我们下一步的诊疗措施就会更加合理、适宜、精准,可以说也就是精准治疗了。

儿童家长:谢谢专家!我不知道这个基因疾病与反复咳嗽气喘也有关,若知道早就会告诉医生的。那么,我们孩子的咳嗽该如何治疗为好呢?您说的精准治疗怎么给孩子用呢?

儿科医生:简单来说,目前孩子咳嗽气喘的主要原因应该不是细菌等病原微生物感染了,所以,给孩子输了7天的抗生素仍然没有效果。问题比较复杂,我来较为详细地分析分析啊!

6.2　病例解惑

6.2.1　患儿反复就诊的主诉均为咳嗽,医生是否只需诊疗咳嗽:孩子咳嗽了,家长寻求医生的帮助,其目的是为了弄清楚孩子咳嗽的原因,寻找适宜的诊疗措施,以保障孩子健康地生长发育。

咳嗽是呼吸系统疾病最常见的症状之一,也可能是非呼吸系统疾病或全身性疾病的一种症状。尽管患儿反复就诊的主诉均为咳嗽,但儿科医生在接诊后,不能只针对咳嗽本身给予简单的对症诊疗,还需要通过询问病史、仔细观察咳嗽的具体表现以及详细的体格检查,在综合分析这些临床资料的基础上寻找异常的病理生理情况,以及患儿发生咳嗽的原因,才能给予正确诊断。询问病史就是问诊的过程,问诊是医生诊疗疾病的基础。

很多时候,儿童完整、真实的病史是在儿科医生对儿童家长专业的问诊中呈现出来的,能否问出有价值的病史信息与专业造诣深浅密切相关,这位母亲说出孩子曾被诊断为罕见病"*FBN*1基因突变GD2综合征"的过程就是一个很好的例子。

这个5岁男孩已被多家医院诊断为"支气管炎""支气管哮喘""支气管肺炎"等疾病,这些疾病也足以解释孩子出现咳嗽的原因了,但经验丰富的专家观察到患儿体格矮小,在询问体格发育异常中家长说出了"*FBN*1基因突变GD2综合征"这个罕见病,一下子让疾病的诊疗更进一步明确了。受专业知识的限制,爱孩子的母亲只知道"*FBN*1基因突变GD2综合征"是导致孩子身材异常矮小的原因,并不知道孩子反复发生的咳嗽也与此病导致的呼吸系统发育不良有关。

6.2.2　什么是*FBN*1基因突变GD2综合征? 如何精准诊断和治疗:*FBN*1基因突变GD2综合征是罕见的由基因异常导致的骨骼发育不良,临床主要表现为短手短脚、矮身材、关节活动受限、皮肤增厚、面部特征和心脏瓣膜病变、肝肿大、呼吸功能不全等多器官病变。目前，我们还无法针对该病患儿的基因进行治疗，能做的只是对症支持治疗。

*FBN*1基因突变GD2综合征的诊断主要依靠临床特征及影像学检查，确定诊断依靠基因外显子测序。诊断明确后，可以帮助我们了解和评估患儿的病情，给予更加适宜的个性化的精准治疗。精准治疗是针对患病个体，在详尽了解病情的基础上进行的。对患儿的诊断越明确、越详尽，治疗就会越个体化、越精准。

此患儿反复咳嗽气喘15天，已经静脉输注头孢类、阿奇霉素等抗生素，以及激素类药物治疗7天，明确诊断为*FBN*1基因突变GD2综合征后，我们就会明白患儿反复咳嗽气喘主要是因为先天发育不良，而不一定是感染很严重，就可以把诊疗工作重点放在维持肺功能上。具体来说，如果孩子目前发热、炎症指标增高等感染症状不太严重，抗感染的措施可以不需那么强烈了。另外，还需通过结合超声和生物化学检查，来全面评估患儿的心、肝、肾功能，这样能更好地保障患儿后续用药治疗的安全性。

6.2.3 反思此病例的诊疗经过，有何临床意义：

此病例中家长的关注点是"孩子反复咳嗽气喘"，之前就诊的很多儿科医生也是只关注这一点，尽管也给患儿做了体格检查，但没有重视患儿明显的体格发育，这是需要儿科医生在临床工作中重视的。生长发育是儿科的基础，评估儿童任何疾病时都要注意生长发育状况。

此病例中关注到"这个患肺炎的5岁男孩身高为何像2岁"的专家，不仅经验丰富，更重要的是具备深厚的理论知识并在诊疗过程中认真、耐心地理论结合实际。

母亲在明白了孩子的反复咳嗽与这个她认为只导致身材矮小的疾病有关时说："看咳嗽时没有医生问过孩子身材矮小的问题，我就没有想到要说这个病。如果知道有关系，我早就说出这个病了。"

医学是由理论体系和技术体系组成的，临床是把这两个体系融会贯通、保障生命健康的桥梁。临床医生在与患者的交流沟通中，综合基础理论知识、患者的病史、临床表现、化验检查、现状和需求等临床资料，结合自己的从医经验，尽力做出接近真相的临床诊断，并在权衡利弊中为患者选择出最适宜的治疗方案。

医生的经验、学识、采集病史的全面和体格检查的规范，是及时恰当诊疗的关键，医患互敬互信是面对疾病灾难共渡难关、保障健康的基础。在儿科疾病的诊疗过程中，面对不能自我主诉的儿童儿科医生与家长双方的交流沟通尤其重要。家长最了解孩子，很多时候需要家长主动的"说出真相"！因此可以说，家长是孩子最好的医生。

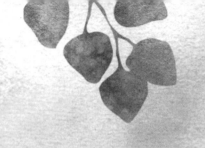

小·病居家莫大意,一笑二看三逗四玩五吃六就医

家庭是儿童生长发育的摇篮,也是儿童罹患各种疾病时休养生息、恢复健康的乐园。儿童自身免疫和防御能力弱,易受各种不良因素影响,从而导致疾病发生和性格行为的偏离,而且一旦造成损伤,往往影响一生,因此家长和社会都特别注重孩子的健康。精心养护、促进康复和预防保健,居家观察、评估和治疗都很重要。

 **发现病情变化,及时就诊和复诊**

无论是在儿科急诊、门诊结束还是在住院治疗后痊愈出院,也无论之前经历的疾病轻重缓急,当儿科医生评估孩子回家观察治疗时,除了医嘱具体治疗、养护要求外,还要反复嘱咐家长:"加强护理,严密观察,遵医嘱治疗;发现病情变化,及时复诊。"

儿科医生:回家后要多费心思了,特别是孩子近期又生病了,要让孩子吃好、玩好、穿好、心情好。

儿童家长:怎样让孩子吃好、玩好、穿好、心情好呢?

儿科医生:依据孩子的需要呀,吃喝拉撒睡行都要依据孩子的需要,问您的孩子,孩子说了算数!

儿童家长:孩子这么小,只会哭,不会说,我怎么问呢?

儿科医生:哭也是孩子的语言呀,不仅会哭,还会笑呢,笑也是孩子的语言呀。

儿童家长:那么,我怎么能明白孩子这些用哭或笑表达的语言呢?我第一次养孩子,没经验弄不懂呀!

儿科医生:多和孩子说说话、多用心和孩子交流,您就会慢慢懂孩子了!

儿童家长:医生您越说我越糊涂了,我怎么能学会呢?

7.2 儿童疾病大多数是居家观察治疗的

这个千篇一律的医嘱，平常但重要，特别是在孩子罹患疾病的过程中，需要特别注意认真对待"发现病情变化，及时复诊"这个医嘱。

儿童患病的一大特点就是常见病多，儿科急诊就诊的患儿80%以上是普通的病毒感染导致的发热、咳嗽、腹泻、呕吐等症状，大多数是一个良性过程，3~5天的加强护理、对症支持治疗就能痊愈。痊愈后孩子的抵抗力得到了提升，身心健康水平都得到了发育。所以，中医把儿童发热成为"发蒸"，意思就是儿童发热后会更加蒸蒸日上，发热可以促进儿童的生长发育。

但是发热、咳嗽、吐泻等症状也是很多严重疾病的早期表现，这也是我们医生和家长们重视儿童常见病的重要原因。任何疾病都有一个发生、发展的过程，免疫力低下、自我保护能力差的儿童病情变化更快，今天医生诊断"急性上呼吸道感染"，明天就可能发展成"重症肺炎、呼吸衰竭"，甚至已经累及并损害了心、肝、肾、脑等脏器的功能。

胃肠道疾病的病情变化也是儿科急诊需要重视的常见问题。孩子突然出现腹泻、呕吐等症状，最常见的原因是饮食、气候、环境及心理等因素导致的消化不良，其次是常见的病毒、细菌感染导致的胃肠炎。比较少见但延误诊治会有不良后果的是急性肠套叠、阑尾炎、嵌顿疝等病变，这些病变需要及早进行外科处理，诊疗不及时会严重影响儿童的健康，甚至危及生命。在这里，儿科医生的经验、学识、医患沟通能力和诊后医嘱都很重要，家长就诊前后居家观察、评估、决策的经验和能力更加重要！

那么，在儿科急诊、门诊或者病房住院结束了诊疗，可以离开医院回家观察治疗时，我们该如何执行这个"加强护理，严密观察，遵医嘱治疗；发现病情变化，及时复诊"的医嘱呢？人们常说，儿科医生最懂孩子，儿科同仁们也以孩子的代言人而骄傲自居。在日复一日的临床工作中，看懂孩子是儿科医生和护士的基本功，懂孩子、爱孩子、为了孩子，这是家长和儿科医护人员的共同意愿。儿科医护人员评估观察儿童病情的过程，可以简单归纳为便于家长朋友们学习的"一笑二看三逗四玩五吃六就医"六步居家观察法。

7.3 儿童疾病六步居家观察法

7.3.1 一笑：发现孩子发热、咳嗽、腹泻、呕吐了，首先别恐慌，不能在孩子面前表现出惊慌失措。应该先微笑着面对孩子，和孩子沟通交流，询问观察孩子哪里不舒服。在这个过程中，如果孩子也开心地微笑或者手舞足蹈地欢笑，无论是小婴儿的表情语言，还是大孩子的话语，只要是开心愉快地回应您的微笑，问题就不会太大。

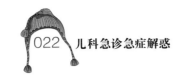

很多时候孩子的病不重,家长恐慌痛苦把孩子吓得恐慌不安;孩子恐慌不安了,家长就更加痛苦。开心愉快的心情有利于自身免疫力的发挥,有利于病情的早日康复,而痛苦恐慌的心情不利于孩子的病情恢复。因此,为了准确判断患儿的病情,为了儿童的身心健康,请微笑面对孩子生长发育中必须经历的沟沟坎坎。

7.3.2　二看:尽管儿童发热严重疾病不常见,但必须严密观察以防延误了严重疾病。注意观察孩子的全身状况和吃喝拉撒睡玩等日常活动,发现异常,立即就医。

7.3.2.1　观察孩子的表情是否痛苦,皮肤黏膜颜色是否有变化,是否新长出了皮疹等。如果孩子看起来情况糟糕,皮肤苍白,毛细血管再充盈时间≥3 s,颈强直,行为、动作、神态有异常,请尽快就医。

7.3.2.2　观察孩子的体温、心跳、呼吸等生命体征,识别危及生命的症状。勤测体温,发热急性期每隔4 h测一次,记录变化情况。如果达到了高热(39~40.4 ℃),1~2 h就要测一下。如果出现诸如呼吸困难、气喘、全身苍白或发绀、全身松软无力等,尽快寻求紧急医疗服务。

7.3.2.3　观察孩子是否吃得香、拉得好、睡得稳。如果发现孩子呕吐吃不下东西,大便稀溏、小便少,大小便颜色和平常比较有变化、带血,也请尽快就医。

7.3.3　三逗、四玩、五吃:孩子生病了陪伴很重要,尽量营造轻松愉快的环境,逗逗玩玩,让孩子放松心情,有利于观察患儿病情变化,也有利于患儿病情恢复。

吃喝拉撒睡玩是孩子生活的主要内容,保障孩子吃喝拉撒睡玩都好是养育孩子的目标。孩子病了,让孩子适量吃东西,不过饥、不过饱,补充水分和营养,同时促进新陈代谢。如果孩子精神状态和进食状态逐渐转好不必太担心,如果孩子吃不下东西,甚至连水也喝不下,也是尽快就医的指征。

7.3.4　六就医:发热超过3天不好转、上述"一笑二看三逗四玩五吃"过程中发现任何异常,都必须就医。最好是选择就近就医,便于复诊和随访,也可以避免路途奔波。就医后要遵医嘱,如果初诊医生认为需要转诊或转院,要把初诊的记录和检查化验资料带好,以便再诊医生了解病情变化,有助于尽快明确诊断和治疗。

健康是一种相对的状态,在儿童成长过程中与不同疾病的战斗会使孩子更健康。许多情况下,如果大人多给孩子点自信,孩子不需要过多的医疗干预,完全可以靠简单的医疗帮助和自身健全的免疫防御系统解决问题。家长应该做的是帮助孩子,还要用坚强的精神和正确的态度。谨记:小病居家莫大意,一笑二看三逗四玩五吃六就医!

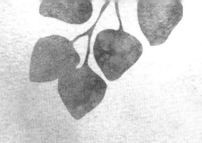

便血和哭闹,儿科常见急诊急症的鉴别

儿童处于生长发育的过程中,新的生命机体从出生开始,不断发育、逐步成熟,各系统器官、尤其是免疫系统的功能均不成熟、不完善,易受各种内外环境的影响,疾病的发生率高且易出现急危重症。

在儿科大量的急诊急症中,有一些是日常饮食护理改变引起的相应变化,这些变化没有病理损害,不影响儿童的生长发育,但需要在仔细回顾日常吃喝拉撒睡玩等基础上,及时明确发生的原因,排除危险情况。

8.1 儿科急诊急症诊疗经过

8.1.1 急症一 便血:家长慌慌张张带着鲜红色的大便、抱着嬉笑玩耍如常的儿童冲入急诊室,这样的场景很常见,不少家长甚至同时把宝贝孩子拉的大便拍照发给从医的亲戚朋友和网络医疗平台咨询。儿科医生看到孩子一般情况好,全身皮肤黏膜也没有出血,体格检查也没有发现异常情况,就会放心了。再询问下病史、简单化验下大便常规。如果是母乳喂养的婴儿,重点询问母亲近期的饮食改变。

儿科医生:最近孩子或者孩子妈妈有没有吃过番茄、草莓、火龙果、西瓜、红心柚子等红色水果?

儿童家长1:有吃过,但是这拉出来的像血呀,不像是番茄(或者草莓、火龙果、西瓜、红心柚子)呀,大便里边也没有不消化的番茄块、番茄瓣呀?孩子吃奶多了不消化会有奶瓣、奶块的!再说,我们都吃了番茄,比孩子吃的还多,我们的大便怎么不是这个样子?

儿科医生:也许是消化成这个样子了,色素没有吸收掉呀。化验下大便,若大便

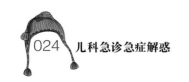

里边没有红细胞,就可以排除是出血了。只要不是出血,孩子又没有其他的不适,就不用在意大便的颜色变化。每个人的大便颜色和样子都会受饮食的影响,但影响到什么程度,因人而异,吃同样的食物,不同的人拉出来的大便是不一样的。

儿童家长2:孩子妈妈昨天吃了草莓,但是妈妈拉的大便很正常,没有红色;妈妈的乳汁也还是乳白色,和平常没有区别。难道说,妈妈吃了红色的食物,妈妈的大便和乳汁都没有颜色改变,孩子的大便会变成这样吓人的像血一样的红色?

儿科医生:是的,因为妈妈血中、乳汁中这种食物红色素突然增加,小婴儿的胃肠道没有发育成熟,吸收不了,就随着大便拉出来了。我们化验下大便,如果大便里没有红细胞,就可以排除是出血了,目前孩子又没有其他的不适,不用太在意大便的颜色变化。

儿童家长1、2:大便化验回来了,医生您看看有无问题?

儿科医生:很好,大便化验没有任何问题。问题弄清楚了,是食物给大便染了色。孩子没有出现腹泻呕吐,不用用药。也可以不吃这个红色食物,过几天,大便不是这个颜色了,就更加证明是饮食引起的。这个红色食物还可以继续吃,可以适当少吃点,使大便颜色别这么吓人。如果饮食习惯改变不了也没关系,不吸收的拉出来,是正常的生理功能。

8.1.2　急症二　哭闹:哭闹这个症状可见于许多患儿,单纯以哭闹为主诉就诊于儿科急诊的也很多,常见的哭闹诊疗经过有以下五种。

8.1.2.1　外科急腹症:有的哭闹可能是肠套叠、肠梗阻等严重疾病的表现,需要立即急救处理,否则可能会导致严重的不良后果,同时儿童家长需要支付必须的医疗费,这样的"看似小病"自然就要发生不小的医疗费用了。

8.1.2.2　衣服异物:儿科医生问诊、查体的结果是发现孩子衣服上有根小刺,清除掉即解决问题了,儿童家长不需要支付任何医疗费。

8.1.2.3　功能性腹痛:有的哭闹仅仅是肠痉挛的表现,孩子喝点温水、肛门排气后即解决问题了,儿童家长也不需要支付任何医疗费。

8.1.2.4　急性炎症:有的哭闹是疱疹性咽峡炎、溃疡性口腔炎、肺炎、急性肠炎等感染性疾病的表现,需要口服甚至静脉应用抗感染及对症治疗的药物,儿童家长也需要支付一定的医疗费。

8.1.2.5　危重症:有的哭闹是脑功能异常、心功能异常等危重疾病的痛苦表现,就需要急救、收住院甚至需要收住重症监护病房治疗,儿童家长也是需要支付一定的医疗费。

8.2 儿科急诊急症解惑

8.2.1 常见的儿科急诊急症：症状是了解病情的重要线索，症状包括患者感知的痛苦和临床医生发现的体征。儿童常无明确的主诉，症状的表达需由与其密切接触的监护人来完成。因此，儿科医生需要与患儿家长充分沟通获得有用的信息，并通过仔细观察、认真查体，发现主要症状和阳性体征，同时还要获取患儿家长对诊断治疗措施的认同及积极配合。

儿科急诊常见的急症有高热、惊厥、意识障碍、瘫痪、呼吸困难、发绀、呕血、便血、哭闹、头痛、呕吐、腹痛、血尿、少尿等，这些症状都是临床医生必须加以重视、需立即给予评价处理的急症。"医者父母心"，这句古话对儿科医生来说不仅仅是称赞，而是实实在在的职业素养和要求。

上述急症在儿科急诊室均很常见。同样的急症，经过医生的诊断和鉴别诊断，其发生的病因不同，所需要的治疗措施也不同。有时候，儿童突然出现的症状是生活养护不当或变化引起的，在儿科急诊室，儿科医生和儿童家长一起找到了原因，除了挂号费外不需要再支付任何医疗费用就解决了问题。儿童突然出现的症状是严重或者恶性疾病引起的，在儿科急诊室，儿科医生一旦怀疑有危险因素，就会和儿童家长沟通商量，紧急进行下一步的诊疗措施，需要进一步支付相应的医疗费用。

8.2.2 儿科急诊急症的特点：儿童机体在组织解剖、病理生理、营养代谢、免疫抗感染以及心理行为等诸多方面均与成人有许多不同之处，这是儿童疾病在发生发展、临床表现、诊断治疗、护理、预后以及预防等方面均有别于成人的基础。儿科医生和家长，在面对被疾病折磨的患儿及其紧张焦虑的家长时，必须全面考虑儿童的机体特点和患病特点，才能做到正确诊断、有效救治。

儿童疾病急症较多，具有起病急、变化快、进展迅猛、病情凶险、病死率高的特点，抢救需争分夺秒。若救治及时、处理妥当，可把生命垂危的患儿从死亡边缘上拉过来，因儿童的机体修复能力强，抢救成功率高。若错失抢救的"黄金时间"，则有可能造成难以挽回的后果而遗憾终生。

儿科急诊是患儿进入医院的第一道希望之门，在这里，患儿是否得到了恰当、及时的救治非常重要，因此，我国各级卫生管理部门均把"首诊负责制"作为医疗核心制度中的重中之重。儿童家长和儿科医生知晓和熟悉儿科急诊常见急症的诊断和救治措施，有助于及时发现、精准救治，保障儿童的健康安全。

8.2.3 儿科常见急诊急症的诊断和鉴别诊断：急性症状的诊断和鉴别诊断是临床医生诊治疾病的基础，任何症状的发生都有其基本的病理生理学基础，但又不是简

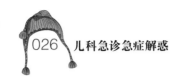

单的一一对应关系,往往包含很多复杂的影响因素,因此,在临床诊治过程中必须加以综合分析,而不能机械地对号入座。病史采集过程中围绕主诉和现病史,同时也不能忽略个人史、既往史、家族史以及社会环境中可能与本次患病相关的因素。

诊断和鉴别诊断是一个复杂的辩证思维的过程,需要临床医生综合分析所获取的有关信息,结合多年辛苦积累的医学基础理论知识和临床经验。常见儿科急诊急症的诊断和鉴别诊断可分为以下5类。

8.2.3.1　高热、头痛、呕吐、惊厥、意识障碍、瘫痪等,常提示神经系统疾病。

8.2.3.2　呼吸困难、发绀等,常提示呼吸或循环系统疾病。

8.2.3.3　腹痛、呕血、便血等,常提示消化系统疾病。

8.2.3.4　血尿、少尿、多尿等,常提示泌尿系统疾病。

8.2.3.5　突然出现惊厥、意识障碍、呼吸困难或发绀等症状,而且进展迅速,要注意是否有中毒的可能。

儿科急诊患儿的病情往往较急,如果就医环境拥挤,患儿候诊时间过长,许多危重、急症患儿被隐藏在这些焦急候诊的人群中。儿童家长要时刻注意观察发现患儿的病情变化,发现危险和紧急情况立即向最方便的医生和护士求助,同时尽量记清楚患儿的发病过程和主要问题。儿科医生对急诊患儿的病史采集必须快速准确,而不能慢条斯理地按部就班进行,应当先有重点地简要问明情况,然后边询问边检查,发现需急救的情况要立即抢救,以免延误救治。例如,可以根据患儿存在的明显急症采取针对性的措施,如退热、止痉、吸氧、止血、气管插管、气管切开、输液等,尽可能地阻止病情恶化。

综上所述,儿科急诊急症要尽量做到及时恰当的诊断和鉴别诊断,同时避免过度医疗和医源性损害,尽早在众多患儿中识别出危重急症,需要儿童家长和儿科医生共同努力!

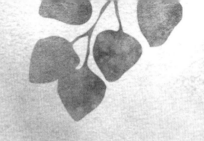

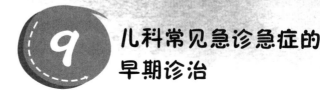

9 儿科常见急诊急症的
早期诊治

在儿科急诊室,危重急症患儿需要立即给予治疗、优先处理,尽量做到及时精准诊治,以免延误救治、影响预后。儿科急诊急症救治的原则是快速判断、立即救治,救治过程中随时评估病情变化和救治效果,遵循救治—评价—再救治—再评价……如此循环不间断地救治—评价,直至救治成功转入病房进行高级生命支持治疗。在拥挤繁忙的儿科急诊室,儿童家长和儿科医生都需要时刻警惕,注意识别以下6种常见的影响生命的急症。

9.1 呼吸心跳骤停

9.1.1 识别和评价线索:凡是突然意识丧失、呼吸停止、瞳孔散大、伴大动脉(颈、股动脉)搏动和心音消失,即可诊断为心跳呼吸骤停。此时心电图呈等电位线或心室颤动。心率极度缓慢,年长儿<30次/分、婴幼儿<60次/分、新生儿<100次/分时,引起的病理生理学改变与心脏停搏无异。呼吸极度衰竭,过于表浅、缓慢,倒气样呼吸或虽有呼吸动作而胸部听不到呼吸音时,也不能进行有效气体交换,导致的病理生理学改变与呼吸停止相同:两者均有发生心跳呼吸骤停的危险,属心跳呼吸骤停的先兆。

9.1.2 救治措施:立即进行心肺复苏,救治包括三个阶段、九个步骤(表4)。黄金抢救时间为4 min,基本生命支持应在4 min内进行,高级生命支持应在8 min内进行。

心脏复苏的首选药物为肾上腺素,首次静脉或骨髓内给药剂量为0.01 mg/kg(1:10 000溶液0.1 ml/kg)、气管内滴注为0.1 mg/kg(1:1000溶液0.1 ml/kg),然后每3~5 min给药1次,各给药途径剂量均为0.1 mg/kg,一般用3~5次。必要时采用静脉

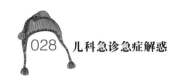

表4 心肺脑复苏的阶段和步骤

阶段(主要目的)	步　骤	主要救治措施
1. 基本生命支持现场急救,4 min 内进行立即心肺复苏紧急供氧	A. 通畅气道 B. 呼吸支持 C. 循环支持	头后仰、颌上举,清除分泌物和异物,人工呼吸、吸氧、胸外心脏按压
2. 高级生命支持,在 8 min 内进行恢复自主循环,维持正常血压	D. 药物治疗 E. 心电监测 F. 除颤治疗	静脉或气管内滴入肾上腺素 监测异常心律 电除颤
3. 延续生命支持(脑复苏和复苏后治疗)	G. 病情评估 H. 恢复意识 I. 加强监护	明确病因,评估治疗效果,调整措施 脑功能保护 多器官支持

滴注,剂量为 2.0 μg/(kg·min),最大可用至 20 μg/(kg·min),直至有效心搏出现,而后减慢为 0.05~1.0 μg/(kg·min)。

9.2 呼吸困难

9.2.1 识别和评价线索: 呼吸困难是呼吸衰竭最早的表现。周围性呼吸困难主要表现为呼吸频率改变,早期呼吸增快、呼吸费力,而后呼吸变慢、变浅、无力,呈点头、张口、下颌样呼吸,或出现呼气性呻吟,呼吸减至 5~6 次/分时,有呼吸即刻停止的危险。中枢性呼吸困难主要表现为呼吸节律改变,呼吸的快、慢、深、浅不匀,早期呈潮式呼吸,晚期出现抽泣样、叹息样、下颌样呼吸,呼吸暂停、呼吸减慢乃至停止。

呼吸增快是呼吸困难最易识别的体征。不同年龄呼吸增快的标准: ① <2 个月,≥60 次/分;②1~12 个月,≥50 次/分;③1~5 岁,≥40 次/分。

9.2.2 救治措施:保持气道通畅、供氧时注意有无气道梗阻,目的是改善呼吸功能,使血气达到正常或接近正常。

9.3 循环障碍

9.3.1 识别和评价线索

9.3.1.1 面色苍白或口唇、指、趾发绀,皮肤发花。

9.3.1.2 手足发凉,毛细血管再充盈时间延长(>1 s)。

9.3.1.3 脉搏增快或不能触及。

9.3.1.4 血压降低或正常,脉压差缩小(<4.0 kPa 或 30 mmHg)。

9.3.2 救治措施:补充有效循环血量、疏通微循环、纠正酸中毒、增强心肌收缩力、防止多脏器功能衰竭。治疗中要建立两条静脉通路,短时间内输入液体及各种药物,尽快恢复内环境平衡、纠正休克。

9.4 惊厥

9.4.1 识别和评价线索:惊厥是儿童时期常见的急症,婴幼儿多见,临床表现为全身或局部肌群突然发生的不随意收缩和抽动,常伴或不伴有意识障碍,俗称抽风、惊风。发生机制是各种刺激引起神经细胞异常放电所致,也与婴幼儿大脑皮质功能发育不完善有关。

大多数儿童惊厥起病急骤,典型表现为突然意识丧失,头向后仰,面色苍白或青紫,眼球固定、上翻或斜视,呼吸急促或不整,口吐白沫,牙关紧闭,面部、四肢局部或全身肌群呈阵发性或强直性收缩与抽动。严重者呈角弓反张状,可伴呼吸暂停、大小便失禁等。惊厥发作持续数秒、数分或更长时间。惊厥后转入嗜睡或昏迷状态,少数患儿(如低钙血症)惊厥时和惊厥后意识清楚。

惊厥持续 30 min 以上,或惊厥连续多次发作、发作间期意识不能恢复正常者称惊厥持续状态。由于惊厥持续时间长,机体代谢增加,氧及热量供给减少,可引起高热、脑缺氧性损伤,往往因脑水肿、呼吸衰竭而危及生命,或遗留严重后遗症。

9.4.2 救治措施

9.4.2.1 急救护理:置患儿于平卧位,头后仰偏向一侧,松解衣领,保持呼吸道通畅,清除口、鼻、咽、喉部分泌物,防止吸入、窒息。保持安静,避免呼叫、拍打、搬动等不必要的刺激,减轻发作。

9.4.2.2 控制惊厥的急救措施:吸氧、药物止惊,常用药物为地西泮(又称安定)和苯巴比妥钠(又名鲁米那),10%水合氯醛和苯妥英钠也可选用。

9.4.2.3 对症支持治疗:主要包括:①生命体征监测。重点注意呼吸循环衰竭或脑疝体征。②保持呼吸道通畅,吸氧,必要时人工机械通气。③监测与矫治血气、血糖、血渗透压及血电解质异常。④防治颅压增高。

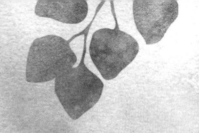

 儿科常见急诊急症的
进一步检查和化验

10.1 体格检查

在儿科急诊室体检是临床医生诊断疾病过程中获取第一手资料的重要环节,面对不能清楚、准确表达痛苦的患儿,儿科医生需要快速地进行全身体格检查才能准确判断病情。全身各脏器的望、触、叩、听,虽然是个复杂的物理查体过程,但有经验的儿科医生可在接触患儿的即刻,通过望诊识别出急症患儿,并可粗略评价其病情危重程度。

10.1.1　**一般情况**:了解患儿体温、呼吸、脉搏、血压等基本生命体征,同时观察其意识状态以及发育、营养状况是否正常,特别注意发现意识障碍等病情危重征象。必须注意患儿的精神状态和体位是否正常,如心力衰竭的患儿常比较烦躁,不喜欢平卧。

10.1.2　**皮肤、黏膜**:检查有无皮疹、瘀点(斑)、青紫、水肿、脱水、黄疸或苍白等异常,观察这些症状发生的部位和程度。发现水肿提示有肾脏或心脏疾病。发现皮肤血点、瘀点(斑),提示血液系统疾病、急性严重感染,甚至是凝血功能障碍所致的弥散性血管内凝血。发现黄疸提示肝或血液系统疾病。

10.1.3　**淋巴结**:注意检查患儿枕后、颈部、耳后、腋窝、腹股沟等浅表淋巴结,注意触摸其数目、大小、质地、活动度等。发现全身淋巴结异常,提示血液系统疾病或肿瘤。发现局部淋巴结异常,往往提示附近脏器发生炎症性或肿瘤性病变。

10.1.4　**头、颈和面部**

10.1.4.1　头颅:注意观察患儿的头颅大小、形状有无异常,前囟大小及紧张度、有无凹陷或隆起。小婴儿还要注意观察有无枕秃和颅骨软化、血肿或颅骨缺损等。

10.1.4.2　颈部:搬动患儿头部,注意颈部是否柔软无抵抗,观察颈部活动度情况、有无斜颈、短颈或颈蹼等畸形,有无肿块等异常,气管位置是否正常,有无颈静脉充盈及搏动异常,有无颈肌张力增高或弛缓等异常。

10.1.4.3　面部:注意观察有无特殊面容、眼距宽窄、鼻梁高低,注意双耳位置和形状等。眼、耳、鼻有无异常,有无鼻翼扇动等病情危重情况。

10.1.4.4　口腔:注意患儿口唇有无苍白、发绀、干燥、口角糜烂、疱疹等异常情况。检查口腔内颊黏膜、牙龈、硬腭有无充血、溃疡、黏膜斑、鹅口疮、腮腺开口处有无红肿及分泌物。迅速观察患儿有无扁桃体肿大、充血、分泌物等,咽部有无溃疡、充血、滤泡增生、咽后壁脓肿等异常情况。

10.1.4.5　胸部肺脏

①望诊:注意有无胸廓畸形,如鸡胸、漏斗胸、肋膈沟。胸廓两侧是否对称、心前区有无隆起,有无桶状胸。注意呼吸频率和节律有无异常,有无呼吸困难和呼吸深浅改变。注意有无呼吸困难症状,吸气性呼吸困难时可出现"三凹征",即胸骨上窝、肋间隙和剑突下吸气时凹陷;呼气性呼吸困难时可出现呼气延长。②触诊:触摸有无肋间隙饱满、凹陷、增宽或变窄、肋骨串珠等。③叩诊:快速检查叩诊音和心界大小有无异常变化。④听诊:正常儿童呼吸音较成人响,应注意听腋下、肩胛间区及肩胛下区有无异常,因肺炎时这些部位较易听到湿性啰音。儿童啼哭后深吸气时容易闻及细湿啰音。

10.1.4.6　胸部心脏

①望诊:观察心前区是否隆起,心尖搏动强弱和搏动,正常儿童搏动范围为2～3cm,肥胖儿童不易看到心尖搏动。②触诊:心尖搏动的位置及有无震颤,并注意出现的部位和性质(收缩期、舒张期或连续性)。③叩诊:通过叩心界估计心脏大小、形状及在胸腔的位置。④听诊:听心音、心率及心律有无异常,有无出现病理性杂音。

10.1.4.7　腹部:有选择性针对各个脏器的望、触、叩、听,以寻找病变部位。①望诊:观察有无肠型或肠蠕动波,注意新生儿脐部有无分泌物、出血、炎症,脐疝大小。②触诊:观察儿童的表情反应,有无压痛和反跳痛,儿童的表情比语言回答更可信。触摸腹腔内肝、胆、胰、脾、肾等脏器,发现异常进一步检查寻找病因。③叩诊:检查腹腔及腹腔内肝、胆、胰、脾、肾等脏器有无异常情况。④听诊:可以发现肠鸣音有无减弱、亢进等异常变化,有无血管杂音等。

10.1.4.8　脊柱和四肢:有无畸形、躯干与四肢比例和佝偻病体征,如"O"型或"X"型腿、手(脚)镯样变、脊柱侧弯或后凸等;手、足指(趾)有无杵状指、多指(趾)畸形等。

10.1.4.9　会阴肛门和外生殖器:注意观察患儿有无畸形,如先天性无肛门、尿道下裂、两性畸形等,有无肛裂、肛周红肿、脓肿、溃疡等异常。如果是男孩,要更加注意观察有无隐睾、包皮过长、过紧、鞘膜积液和腹股沟疝等。

10.1.4.10　神经系统:依不同的病种、病情、年龄等选择必要的检查。①一般检查:观察神志、精神状态、面部表情、反应灵敏度、动作语言能力、有无异常行为等。②神反射:有些神经反射有年龄特点,如吸吮反射、拥抱反射、握持反射等为新生儿期特有的反射,新生儿期存在正常。新生儿和小婴儿期提睾反射、腹壁反射较弱或不能引出,但跟腱反射亢进,并可出现踝阵挛;不满2岁儿童巴宾斯基征(Babinski征)可呈阳性,但一侧阳性,另一侧阴性则有临床意义。③脑膜刺激征:颈项强直、克尼格征(Kernig征)阳性、布氏征(Brudzinski征)阳性三大体征被称为脑膜刺激征,出现在脑部出血、脑部梗死、脑部炎症引起脑组织水肿刺激脑膜或者脑膜疾病的病变时。这些脑部病变导致中枢神经系统兴奋度增高,颈部肌张力增高,肌肉刺激后痉挛,关节僵硬等。

10.1.4.11　脑膜刺激征的检查方法:在儿科急诊室,儿科医生快速搬动患儿头颈部、腿部等的时候,也许就是在做脑膜刺激征的检查。这三个脑膜刺激征的标准检查方法如下。①颈项强直:患儿去枕仰卧平卧位,被动抬头的时候颈部僵硬,肌张力高,不能前屈。②克尼格征:患儿去枕仰卧平卧位,双下肢伸直,一侧下肢被动抬高受到阻力,下肢肌肉痉挛为阳性。③布氏征:患儿去枕仰卧平卧位,被动抬头的时候,双侧髋关节和膝关节会主动屈曲为阳性。

10.2　实验室检查和化验

实验室检查和化验在儿科急诊急症评估和诊断中的作用日益受到重视,适当的实验室检查可为某些疾病的临床决策提供关键性数据和资料,对于判断病情、明确诊断、给予有效的治疗具有决定性的意义。因此,儿科医生在急诊工作时应尽快地选择一些针对性的实验室检查,以指导临床决策。

10.2.1　**血常规:**有助于观察贫血、感染等。对于出血患儿要特别注意检查血小板和出凝血时间。

10.2.2　**血液生化和血气分析:**有助于了解有无水、电解质、酸碱平衡紊乱。还可针对性地检查血糖、血酮、血沉、C反应蛋白、肌酸磷酸激酶同工酶、肌钙蛋白等指标。

10.2.3　**尿常规、尿糖:**有助于了解泌尿系统和内分泌系统情况。

10.2.4　**急诊心电图检查和X线胸片检查:**也是儿科急症救治中常需进行的检查,有助于了解患儿心肺、胸腔和胸廓情况。

10.2.5　**头颅CT和磁共振成像等影像学检查:**有助于了解颅内病变,当患儿有头晕、头痛、意识障碍等脑部症状时,需要进行。

10.2.6　**病原学检查:**特别是针对传染性疾病的病原学检查,怀疑病因为某种传染病,或者在某种传染病的流行季节,可以进行针对可疑传染病的特异性检查,包括快速病原体核酸检测以及抗体检测,比如,流行性感冒的核酸检测,2019新型冠状病毒的核酸和特异性抗体检测等。

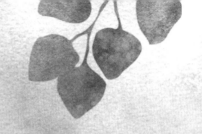

 新生儿的出生和复苏

可以说,人类的婴儿是地球上常见生物种类中最为脆弱的婴儿,如猪、狗、牛、马等很多哺乳类动物的婴儿,出生后很快就可以独立生存和活动。人类的婴儿出生后28天内,我们称之为新生儿。因新生儿的各项发育不完全,极易生病,需要悉心照护才可以生存下来,所以,不少地方有给孩子起名字叫"猪、狗、牛、马等"的古老传统,希望孩子能够健康平安长大成人。

新生儿各器官功能发育均不完善,适应性差,抵抗感染和各种不良因素损害的能力弱,易患各种疾病,且病情发展快。新生儿期的疾病涉及产科、儿科及有关的遗传、免疫、生物医学工程等领域,以急症多见,死亡率较高,占儿童死亡构成比之首位。所以新生儿期是提高人口素质、降低儿童死亡率的关键时期。新生儿常见的急症多发生在出生后1周内,且多与出生前、出生时的一些高危因素有关。

11.1 新生儿出生前后常见的高危因素

新生儿出生前、出生时常见的高危因素可归纳总结为以下4类,具有这些高危因素的新生儿可能会出现危重急症,需要给予特殊监护,以便及时救治。

11.1.1 母亲疾病史:有糖尿病史,有感染、吸烟、吸毒或酗酒史,为 Rh 阴性血型,有过死胎、死产或性传播病史等。

11.1.2 母孕史:母亲年龄 > 40岁或 < 16岁,患妊娠高血压综合征,孕期有阴道流血、先兆子痫、子痫、羊膜早破、胎盘早剥、前置胎盘等。

11.1.3 分娩史:各种难产(高位产钳、胎头吸引、臀位产)、分娩过程中使用镇静和止痛药物史等。

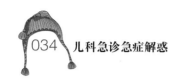

11.1.4　新生儿情况：窒息、多胎儿、早产儿、小于胎龄儿、巨大儿及先天畸形等均为可能发生急症的危险因素。

11.2　新生儿复苏及窒息的防治

现代医学要求在每个新生儿出生时,都可得到有经验的产科和儿科医生的帮助,及时有效地避免和救治婴儿出生前后可能出现的影响生存的急症,降低病死率和致残率。产科和儿科医生合作,在孕母产床前等待分娩及实施复苏,共同保护新生儿平稳过渡的初到人间的安全。新生儿复苏及窒息的防治可分为四个步骤:①快速评估和初步复苏;②正压通气和氧饱和度监测;③气管插管正压通气和胸外按压;④药物和(或)扩容。

11.2.1　快速评估：出生后立即用几秒的时间快速评估4项指标:①足月吗?②羊水清吗? ③有哭声或呼吸吗? ④肌张力好吗? 如以上4项中有1项为"否",则进行以下初步复苏。

11.2.2　初步复苏

11.2.2.1　保暖：将新生儿放在辐射保暖台上或因地制宜采取保温措施,如用预热的毯子裹住新生儿以减少热量散失等。

11.2.2.2　体位：置新生儿头轻度仰伸位,即鼻吸气位。

11.2.2.3　吸引：在新生儿肩娩出前,助产者用手将新生儿的口咽、鼻中的分泌物挤出。娩出后,用吸球或吸管(直径12F或14F)先经口咽、后经鼻清理分泌物。

11.2.2.4　羊水胎粪污染时的处理：当羊水有胎粪污染时,无论胎粪是稠或稀,新生儿一娩出,先评估新生儿有无活力,如果新生儿呼吸规则、哭声响亮、肌张力好及心率＞100次/分,为有活力,继续初步复苏;如无活力,采用胎粪吸引管进行气管内吸引。

11.2.2.5　擦干：快速擦干全身,拿掉湿毛巾。

11.2.2.6　刺激：用手拍打或手指轻弹新生儿的足底,或者摩擦背部2次,诱发自主呼吸,如这些努力无效表明新生儿处于继发性呼吸暂停,需要行气管插管、正压通气。

11.2.2.7　吸氧：需要用空气-氧混合仪调节吸入氧气的浓度,用脉搏氧饱和度仪检测婴儿的氧饱和度。足月儿可以用空气进行复苏,早产儿开始给30%～40%浓度的氧气。如果有效通气90 s,心率不增加或氧饱和度增加不满意,可以考虑氧浓度暂时提高到100%。

11.2.3 新生儿复苏的ABCDE原则和步骤

A. 清理呼吸道(airway):如羊水清或稍浑浊,应立即吸净口和鼻腔的黏液,因鼻腔较敏感,受刺激后易触发呼吸,故应先吸口腔,后吸鼻腔,详见图2;如羊水混有胎粪,吸净口腔和鼻腔分泌物后心率<100次/分,无自主呼吸,肌张力低,应立即气管插管吸净气道内的胎粪。清理呼吸道。

B. 建立呼吸(breathing):包括触觉刺激和正压通气。

① 触觉刺激:清理呼吸道后拍打或弹足底1～2次或沿长轴快速摩擦腰背皮肤1～2次。如出现正常呼吸,心率>100次/分,肤色红润可继续观察。

② 正压通气:触觉刺激后无规律呼吸建立或心率<100次／分,应用面罩和复苏气囊进行面罩正压通气。通气频率40～60次/分,吸呼比1:2,压力20～40 cmH_2O(2.0～3.9 kPa),以可见胸动和听诊呼吸音正常为宜。面罩正压通气30 s后,如无规律性呼吸或心率<100次/分,需进行气管插管正压通气,其频率、吸呼比及压力同面罩正压通气。

C. 恢复循环(circulation):即胸外心脏按压。如气管插管正压通气30 s后,心率

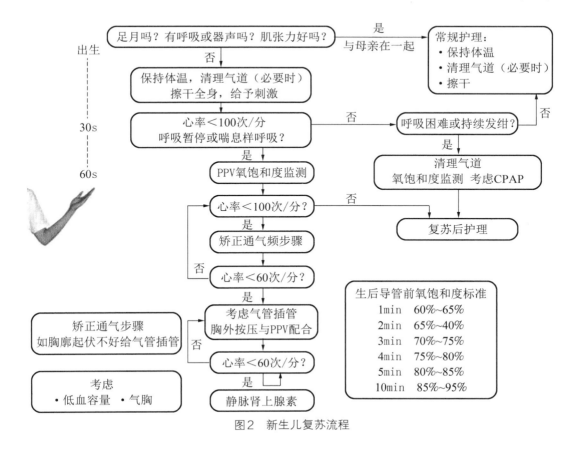

图2 新生儿复苏流程

＜60次/分或心率在60～80次/分不再增加,应在继续正压通气的条件下,同时进行胸外心脏按压。用双拇指或中示指按压胸骨体下1/3处,频率为120次/分(每按压3次,正压通气1次),按压深度为1.5～2 cm。

D. 药物治疗(drugs):目的是改善心脏功能、增加组织灌流和恢复酸碱平衡。

① 肾上腺素:经过胸外心脏按压30 s后,心率仍然＜80次/分或心率为0,应立即给予1:10 000肾上腺素0.1～0.3 ml/kg,静脉推注或气管内注入,5 min后可重复一次。给药30 s后,有效者心率≥100次/分;无效者应考虑是否存在代谢性酸中毒和有效血容量减少等。

② 扩容剂:如有急性失血或低有效血容量表现时,应给予扩容剂如全血、血浆、5%白蛋白和生理盐水等。剂量为每次10 ml/kg,于5～10 min内静脉输注。

③ 碳酸氢钠:如疑似或血气分析证实代谢性酸中毒存在时,在保证通气的条件下,给予5%碳酸氢钠3～5 ml/kg,加等量5%葡萄糖溶液后缓慢静脉推注(＞5 min),若心率≥100次/分,提示效果良好。

④ 其他:依据情况,可应用多巴胺、纳洛酮等。

E. 评估和环境(保温)(evaluation and environment):在复苏后的监护与转运中,需监测体温、呼吸、心率、血压、尿量、肤色、血气、血糖和电解质等。如并发症严重,需转运到新生儿重症监护室(NICU)治疗,转运中需注意保温、监护生命指标和予以必要的治疗。新生儿复苏成功的关键是建立充分的正压通气。

11.2.4 新生儿窒息的防治:新生儿窒息是指出生后1 min内,婴儿无自主呼吸或未能建立规律呼吸,而导致低氧血症和混合性酸中毒。本病是新生儿伤残和死亡的重要原因之一,随着新生儿复苏技术的普遍推广应用,在世界范围内,出生时窒息死亡占新生儿死亡构成比在逐渐减少,但是,窒息目前仍为严重威胁新生儿生命及预后的重要原因。

一般来说,约10%的新生儿在出生时需要一些帮助才能开始呼吸,约1%的新生儿需要使用各种复苏手段才能存活。新生儿复苏的过程即是新生儿窒息的救治过程,同时伴随着不间断的对婴儿情况和治疗效果的临床评价过程。

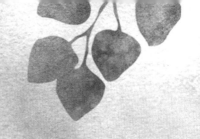

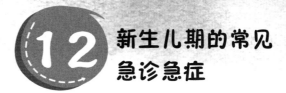

12 新生儿期的常见急诊急症

新生儿是人类发育的基础阶段,又是胎儿的延续,虽然只有短短的28天时间,但经历了从母体宫内寄生到宫外独立生活的巨大转变,各个脏器的生理功能也发生了巨大的适应性变化。

出生后第一个月是人类生命中最为脆弱的时期,大约有2/3的婴儿死亡发生在出生后的新生儿期。新生儿初来乍到,对于满心欢喜迎接宝宝到来的家庭和社会,彼此都需要一个熟悉了解的过程,初为父母的新手爸妈更是问题多多,不知如何呵护宠爱自己的孩子。因此,儿童家长和儿科医生一起熟悉了解新生儿期的常见急诊急症,有助于降低新生儿的死亡率,具有很重要的临床意义和社会意义。

12.1 新生儿休克

12.1.1 识别和评价线索:早期新生儿休克的主要病因为低血容量性,胎盘破裂、胎盘早期剥离或脐带失血等产科因素均可导致新生儿失血性休克。新生儿休克的主要症状:面色苍白,脉搏微弱,心率可能持续快或慢。

12.1.2 救治措施:有效的人工呼吸、胸外按压和肾上腺素通常不会改善机体的有效循环血容量。如新生儿对复苏没有反应,有失血的证据,可能需要注射扩容剂。紧急治疗低血容量的推荐溶液是等渗晶体溶液。可使用的溶液包括生理盐水和乳酸林格液,首次剂量为10 ml/kg。如首次注射后新生儿好转不明显,可能需要再注射10 ml/kg。

12.2 新生儿发热或体温不升

12.2.1 识别和评价线索:发热和体温不升都是新生儿常见急诊急症,正常新生

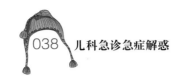

儿体表温度是36～37℃。新生儿体温调节功能尚不成熟,在过分保暖、患感染性疾病或是在炎热的夏天喂水不足时,均可以引起发热。发热是指体温超过37.5℃,体温低于35.5℃称体温不升。发热不一定是感染引起的。新生儿发热或体温不升,均应积极寻找原因,尽快给予积极有效而安全的处理。

12.2.2　发热或体温不升的常见原因

12.2.2.1　环境因素:新生儿体温调节中枢及散热功能差,比如蒙被综合征。环境温度过低也会导致体温不升,比如新生儿硬肿症。

12.2.2.2　新生儿脱水热:多发生于出生后3～4 d。

12.2.2.3　感染:发热不是新生儿感染的可靠标志,有些严重感染的新生儿往往表现的是低体温。

12.2.3　发热的救治原则:新生儿发热的救治措施不同于其他年龄儿童。

12.2.3.1　当新生儿体温在38℃以下时,一般不需处理。当体温大于38℃时,可将孩子襁褓打开,通过皮肤散热降温。也可给予患儿温水洗浴,以达到物理降温的作用。

12.2.3.2　对于发热的新生儿,最重要的是通过临床观察、体格检查和必要的实验室检查,查明病因,积极针对病因进行有效安全的治疗。

12.2.3.3　去除病因:环境因素导致的发热需降低室温、打开包裹、调节暖箱。

12.2.3.4　脱水:补充水分。

12.2.3.5　感染:去除感染灶或使用抗生素。

12.2.3.6　降温:物理降温为主,常用凉水袋、温水浴(36～37℃),忌用乙醇(酒精)和退热药。

12.2.4　注意事项

12.2.4.1　新生儿发热时,严禁应用阿司匹林和对乙酰氨基酚等退热药品。临床上经常发现因服用退热药而引起新生儿青紫、贫血及便血、吐血、脐出血甚至脑内出血的现象,有时因未得到及时抢救而死亡。

12.2.4.2　在降温时必须注意,一旦体温下降就应停止降温措施,防止矫枉过正,使患儿体温偏低。

12.2.4.3　在炎热的夏天,常因喝水太少引起发热,除以上处理外,每隔2 h给孩子喂5～10 ml白开水或白糖水,一般24 h内即可退热。

12.2.4.4　发热后的新生儿易出现便秘,给予开塞露肛门栓剂通便即可,禁用泻药。

12.3 新生儿惊厥

12.3.1 识别和评价线索： 新生儿惊厥的临床表现很不典型，以机体局部抽搐为多见，常出现呼吸暂停或不规则、阵发性青紫或苍白、两眼凝视、四肢抖动等。新生儿惊厥常见的原因有缺血缺氧性脑病、颅内出血、化脓性脑膜炎、低钙血症、低血糖、先天性脑发育畸形、破伤风和高胆红素脑病等。

12.3.2 救治措施： 救治新生儿惊厥时应掌握以下原则：

12.3.2.1 尽快控制惊厥。

12.3.2.2 对症支持治疗，维持生命体征，保护重要脏器的功能。

12.3.2.3 积极寻找病因，尽早进行有效的对因治疗。

12.4 新生儿哭声异常

哭声是新生儿寻求帮助的唯一方式。正常新生儿的哭，常是因为饿、口渴或尿布湿、环境温度过低或过高引起的。新生儿的哭声发生异常变化时，常常提示可能有病理情况发生了。

如果发现新生儿突然的短促的尖声哭叫，有可能是颅内出血、颅内感染等引起的脑性尖叫。阵发性嚎叫不安，伴面色苍白，提示病情严重。因此，新生儿哭声无力或哭不出声，过分的哭或不哭均提示病情严重。作为儿童家长和儿科医生，都要注意新生儿通过哭声变化向我们传递的求救信息，不要错过了救治新生儿的最佳时机。

12.5 新生儿低血糖

防治新生儿低血糖，是每位儿童家长和儿科医生必须重视的问题！在儿科急诊室时常会见到因新生儿低血糖没有被及时发现，而出现抽搐、低血糖性脑病留下终身残疾的可怜孩子，也有更可怜悲惨、悄无声息走掉的孩子，因为来到医院已经死亡，最后被诊断为婴儿猝死综合征。

12.5.1 临床表现和诊断依据： 许多低血糖的新生儿并无任何临床症状和体征，因此，新生儿低血糖的诊断依据为：检测血糖 < 2.2 mmol/L（40 mg/dl）即可诊断为新生儿低血糖。

大多数低血糖患儿无临床症状，或者可以说，临床表现轻微、很难被发现。少数可出现喂养困难、嗜睡、青紫、哭声异常、颤抖、震颤，甚至惊厥等非特异性症状，经静脉注射葡萄糖后上述症状消失，血糖恢复正常，也可以作为诊断的依据。

12.5.2 病因和预防： 下面这些新生儿容易出现低血糖，儿童家长和儿科医生都

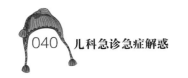

要特别注意防治。

12.5.2.1　早产儿:肝糖原储存主要发生在妊娠的最后3个月,因此,胎龄越小,糖原储存越少。

12.5.2.2　围生期应激:低氧、酸中毒时儿茶酚胺分泌增多,刺激肝糖原分解增加,加之无氧酵解使葡萄糖利用增多。

12.5.2.3　小于胎龄儿:除糖原储存少外,糖异生途径中的酶活力也低。

12.5.2.4　其他:如低体温、败血症、先天性心脏病等,常由于热量摄入不足,而葡萄糖利用增加所致。

12.5.3　辅助检查

12.5.3.1　注意血糖测定和随访、复测:高危儿应在生后4 h内反复监测血糖,以后每隔4 h复查,直至血糖浓度稳定。由于纸片法检测简便、快速、无创,可作为高危儿的筛查,但确诊需依据化学法(如葡萄糖氧化酶)测定的血清葡萄糖值。

12.5.3.2　持续性低血糖者,应酌情选测血胰岛素、胰高糖素、T3、T4、TSH、生长激素、皮质醇,血、尿氨基酸及有机酸等。

12.5.3.3　高胰岛素血症时可做胰腺B超或CT检查;疑有糖原累积病时可行肝活检测定肝糖原和酶活力。

12.5.4　新生儿低血糖的治疗:发现新生儿低血糖,即应积极给予治疗。由于并不能确定引起脑损伤的低血糖阈值,因此不管有无症状,低血糖者均应及时治疗。

12.5.4.1　无症状性低血糖并能进食者可先进食,口服葡萄糖水,并密切监测血糖水平。若经过口服治疗低血糖不能纠正者,可静脉输注葡萄糖,按6～8 mg/(kg·min)速率输注,4～6 h后根据血糖测定结果调节输糖速率,稳定24 h后逐渐停用。

12.5.4.2　有症状性低血糖:可先给予一次剂量的10%葡萄糖100 mg/kg,按每分钟1 ml静脉注射,以后改为6～8 mg/(kg·min)维持,以防低血糖反跳。每4～6 h监测血糖一次,并根据血糖值调节输糖速率,正常24 h后逐渐减慢输注速率,48～72 h停用。

12.5.4.3　有症状性低血糖,静脉应用葡萄糖后低血糖持续时间较长者,可加用氢化可的松5 mg/kg,静脉注射,每12 h一次;或泼尼松(强的松)1～2 mg/(kg·d),口服,共3～5 d,可诱导糖异生酶活性增高。

12.5.4.4　持续性低血糖,葡萄糖输注速率常需提高至12～16 mg/(kg·min)才能维持血糖浓度在正常范围,可以静脉注射胰高血糖素0.02 mg/kg,间断给药。

12.5.4.5　先天性遗传代谢性疾病所导致的低血糖,应按照所患疾病的特殊要求,同时给予特殊饮食疗法。

13 新生儿黄疸和肺炎

13.1　新生儿黄疸

　　新生儿黄疸通常只是一种暂时的生理现象,于出生后一两个星期内皮肤会发黄,无关大碍,会自行消退或经过简单治疗即可消退。但是,有少部分新生儿黄疸也可能是严重疾病的一个临床表现,得不到及时恰当处理会导致严重的不良后果。

　　新生儿黄疸是新生儿时期常见症状之一,尤其是早期新生儿。它可以是新生儿正常发育过程中出现的症状,也可以是某些疾病的表现,严重者可致脑损伤。正常人血浆胆红素浓度 < 1 mg/dl,当 > 2 mg/dl 时可使血浆及其他组织黄染。新生儿毛细血管丰富,血胆红素达到 5 mg/dl 时,才能觉察到皮肤黄染。

　　13.1.1　生理性黄疸:由于新生儿胆红素代谢特点,大部分新生儿会出现生理性黄疸,是新生儿正常发育过程中一过性胆红素血症。在新生儿早期,排除了病理因素,符合下面4个条件的黄疸,可暂时按照新生儿生理性黄疸观察处理。①一般情况良好。②足月儿出生后 2 ~ 3 d 出现黄疸,4 ~ 5 d 达高峰,5 ~ 7 d 消退,最迟不超过2周;早产儿黄疸在出生后 3 ~ 5 d 出现,5 ~ 7 d 达高峰,7 ~ 9 d 消退,最长可延迟到4周。③每日血清胆红素升高 < 85 μmol/L。④血清胆红素足月儿 < 221 μmol/L,早产儿 < 257 μmol/L。

　　13.1.2　病理性黄疸:新生儿生理性黄疸是一个需要严密随访观察的排他性诊断,是在没有找到明确病理因素的情况下的暂时诊断。在居家观察随访中,发现新生儿出现任何异常情况,都要及时复诊,尽快明确病因诊断。当新生儿黄疸出现早、黄疸程度重、进展快、持续时间长、消退延迟时,出现下面5种情况之一时,需要考虑诊断病理性黄疸,需要尽快在进一步寻找病因的基础上,给予退黄等对症支持治疗。

①出生后24 h内出现黄疸。②血清胆红素足月儿 > 221 μmol/L、早产儿 > 257 μmol/L，或每日上升超过85 μmol/L。③黄疸持续时间足月儿 > 2周，早产儿 > 4周。④黄疸退而复现。⑤血清结合胆红素 > 34 μmol/L。具备任何一项即可诊断为病理性黄疸。

13.1.3　母乳性黄疸：是引起新生儿黄疸的常见原因，也属于婴儿时期一种特殊的生理性黄疸，见于母乳喂养儿，于出生后3～8天出现，1～3周达高峰，6～12周消退。停喂母乳3～5 d，黄疸明显减轻或消退有助于诊断。关于母乳性黄疸，哺乳母亲的问题很多，可以归纳总结为以下这5个问题。

13.1.3.1　母乳为什么会导致新生儿黄疸？严格来说，母乳性黄疸的病因至今仍不清，研究发现可能与母乳中的孕二醇激素和葡萄糖醛酸苷酶进入患儿肠内，抑制了新生儿肝脏中葡萄糖醛酸转移酶的活力，使肠道内未结合胆红素生成增加有关。使血液中的胆红素不能及时进行代谢和排泄，浓度增加，出现新生儿皮肤和巩膜的黄染，停喂母乳24 h后黄疸慢慢减轻至消退，表明婴儿是母乳性黄疸。

13.1.3.2　大多数母乳性黄疸的患儿生长发育良好，说明母乳无毒。母乳性黄疸只是与母乳喂养有关，根据发生的时间分为早发性和晚发性两类。前者发生时间与生理性黄疸相近，认为主要与母乳喂养不当、摄入不足有关；晚发性多认为与新生儿胆红素代谢的肠肝循环增加有关，常发生于出生后1～2周，可持续至8～12周。

13.1.3.3　婴儿得了母乳性黄疸，需要停喂母乳吗？母乳是婴儿最好的食物，为了儿童健康的生长发育，提倡和推行母乳喂养已经成为全世界的共识。母乳性黄疸只是提示这种黄疸与母乳喂养有关，但大多数情况不需停喂母乳。由于新生儿黄疸原因十分复杂，要排除所有的病因十分困难。对一般情况良好、高度怀疑为母乳性黄疸的患儿，临床上常予停止哺乳喂养后观察只是为了明确诊断。若48 h内血清胆红素可明显下降，诊断为母乳性黄疸后即可恢复母乳喂养。

13.1.3.4　母乳性黄疸是通过母乳传给孩子的，母乳性黄疸有一定的遗传因素，但不是传染病，也不是遗传病，传染病和遗传病都有严格的定义和防范措施。

13.1.3.5　孩子得了母乳性黄疸，应该怎样治疗？无特殊治疗，治疗原则同一般新生儿黄疸的对症支持治疗。

13.1.4　新生儿黄疸的防治

13.1.4.1　一般对症支持：通过加强喂养与护理，注意保暖，增加热量、营养，预防感染等疾病的发生，以免加重黄疸。多喂奶、适当多饮水促进胆红素通过大小便排泄。腹部按摩可以增加肠蠕动、促进排泄，口服益生菌可以促进胆红素在肠腔的分解排泄。多晒太阳以改变间接胆红素的结构，形成光异构体利于从尿中排出。这些措施既可预防黄疸的发生，也是轻症黄疸的主要治疗措施。对于母乳性黄疸，不提倡停母乳,喂养和护理原则同上。

13.1.4.2 光疗:光疗也是一种对症治疗措施,当胆红素达到20 mg/dl,可以收住新生儿病房,在严密监护下进行光疗,重症患儿需要用白蛋白或血浆治疗。

13.1.4.3 对因治疗:确定黄疸为感染引起的,给予抗感染治疗。确定黄疸的病因为新生儿母子血型不合引起的同族免疫性溶血,即收住新生儿病房,在严密监护下按照新生儿溶血病的光疗、换血、药物等综合治疗措施进行。

13.2 新生儿肺炎

新生儿肺炎是新生儿常见疾病,也是引起新生儿死亡的重要病因,分为吸入性肺炎(羊水、胎粪、乳汁)和感染性肺炎(宫内感染和出生后感染)。新生儿免疫能力差,临床表现隐匿,病情越重临床表现越不典型,很多患儿表现为少吃少哭少动、不吃不哭不动。

13.2.1 **新生儿肺炎的早期发现:**新生儿肺炎常常没有明显的发热、咳嗽及呼吸困难,仔细观察可能发现有气急、精神委靡、少哭、拒哺、口吐白色泡沫、口周三角发青、呻吟及点头呼吸等也是呼吸困难的表现。儿童家长和儿科医生可以用下面这些简单的办法判断孩子是否得了肺炎,若有,可以及时进一步诊疗,减少漏诊和误诊。

13.2.1.1 数呼吸:在安静状态下,新生儿每分钟的呼吸次数大于或等于60次,可视为呼吸增快。如果数两个1 min均大于或等于60次可确定此患儿呼吸增快。

13.2.1.2 观察胸凹陷:新生儿吸气时可见到胸壁下端明显向内凹陷,称之为胸凹陷。肺部发生炎症性病变时,患儿需要比平时更用力吸气,才可以完成气体交换所需要的肺功能,就会出现胸凹陷。如新生儿既有呼吸增快又有明显胸凹陷,就可诊断为重度肺炎,必须收住新生儿病房,在严密监护下住院治疗。

13.2.2 **新生儿肺炎的治疗原则**

13.2.2.1 加强护理,做好呼吸道管理是促进新生儿肺炎康复的重要措施。具体措施为雾化吸入,体位引流,定期翻身、拍背,及时吸净口鼻分泌物,保持呼吸道通畅。

13.2.2.2 有低氧血症时可用鼻导管、面罩、头罩或鼻塞持续气道正压给氧。

13.2.2.3 对感染性新生儿肺炎需及时给予足疗程抗感染治疗。细菌性肺炎者针对可能的病原体给予青霉素、头孢菌素类等不同抗生素治疗。支原体、衣原体肺炎感染者给予红霉素、阿奇霉素等大环内酯类抗生素治疗。单纯疱疹病毒性肺炎用无环鸟苷;巨细胞病毒肺炎用更昔洛韦。

13.2.2.4 对症支持疗法:纠正循环障碍和水、电解质及酸碱平衡紊乱,每日输液总量60~100 ml/kg,输液速率应慢,以免发生心力衰竭及肺水肿;保证充足的热量和营养供给,酌情静脉输注血浆、白蛋白和免疫球蛋白,以提高机体免疫功能。

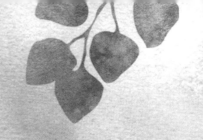

 **知否？那些痛彻心扉的儿童意外伤害**

知否？意外伤害，这个常见的儿科急诊急症，目前已经成为儿童的头号杀手！如果儿童家长、儿科医生以及全社会都提高防范意识和救治能力，很多儿童意外伤害是可以避免的；万一意外发生了，也可以得到更恰当合理的处理，取得更好的预后。

在儿科急诊室，儿童的哭声此起彼伏，大家都已习以为常。很多时候，儿童发出响亮有力的哭声，传递的是病情稳定、生命力旺盛的信号，儿童家长和儿科医生都会像听到了优美动听的音乐一样开心愉快。但是，如果传出了成年人撕心裂肺、痛彻心扉的哭声，所有听到的人都会为之震撼悲痛、扼腕叹息，大家心里都清楚，这么悲恸的家长，大多是患儿病情严重、预后不良，或者已经无法挽救而死亡！

目前，这个不幸的孩子很大可能是发生了意外伤害！此时此刻，谁都理解家长痛彻心扉的不能接受和嚎啕大哭！因为就在刚才，家长还开心地看着孩子高兴的玩耍，欣赏着孩子越来越能干了，盼望着孩子快快长大。那么，儿科急诊室常见的儿童意外伤害有哪些呢？我们该如何防范和救治呢？

14.1 病例诊疗经过和解惑——11岁男孩溺水身亡

很难忘记那个夏天的下午4点多，一个11岁的大男孩溺水身亡，120救护人员赶到现场时儿童已经没有了生命气息，但家长强烈要求送到医院抢救。来到医院儿科急诊室，也无力回天，儿童已经失去生命活力太久！

溺水儿童的小叔叔从国外回来，一家人吃完团圆欢乐的午餐后，小叔叔开车带着男孩出去兜风玩耍，在郊区湖边公路上欣赏美好风光。开心愉快中，小叔叔下车办点事，一回头，车和坐在车中的男孩一起驶进了深不见底的湖中！

小叔叔跳入湖中,没能救起下沉的汽车和小侄子,紧急呼救,同时呼叫110、120救援、救助!几波人马风驰电掣般赶到现场,打捞出汽车和男孩后,大家都不愿意看到的情况展现在面前,男孩已经没有了生命气息!

11岁的男孩身高已经快1.7米了,躺在急救床上那么大一个儿童,没有了生还可能,这样的意外伤害,怎能不令人痛惜啊!

小叔叔瘫坐在床边,双手抱着头、撕扯着头发,撕心裂肺、痛彻心扉地哭泣:"怎么不是我掉进去了呀,怎么不是我死了呀!"爷爷、奶奶一人一边扶着小叔叔,一边哭泣,一边安慰着儿子:"你又不是故意的,想开点啊,该咋处理我们和哥嫂商量啊!"妈妈在床的另一边,抱住已经离世的儿童不放手:"怎么可能啊?刚刚还好好的,怎么可能就走了?求求你们,再救救、再救救!我只有这一个宝贝,他走了,我也没法儿活了!"

爸爸满脸悲恸、双眼都是泪,陪着公安警察来了,走到他的弟弟和父母身边,拍拍弟弟:"你起来,先跟他们去吧!他们会秉公办事的!"

小叔叔起身要跟警察走,爷爷、奶奶抓住不放,给大儿子说:"你弟又不是故意的,你送他去坐牢?"爸爸哭泣着说:"我说了,我们不报案了,但警察说,人命案,要例行调查的。"临走前,小叔叔对哥哥鞠躬道歉:"对不起!"兄弟俩又拥抱在一起哭泣了一会儿。

这样的因意外伤害而导致生命危险的儿童太多、太多!经过全力抢救,如果留住了儿童,大家都会感到欣慰。但很多时候,儿童在到医院前已经死亡。儿童的生命对高明的医术、高超的技术都无任何反应!

作为儿科医生,除了感情上的同情外,从专业的角度,我们更需要理智和认真全面的分析,去思考如何避免这样的意外再降临到其他儿童身上,如何通过宣教帮助家人防止意外伤害,保障儿童安全。我们该如何避免坠床、磕破头、异物梗住呼吸道、擦伤、烧烫伤、溺水等常见儿童意外伤害呢?万一出现了意外伤害该如何处理呢?

14.2　儿童意外伤害的防范

大多数儿童意外伤害发生在家中,且往往与家人的疏于照看有关。首先,儿童家长要特别注意了解儿童居住和活动场所周围有哪些危害因素,以便尽量避免和防范。不少人认为家是安全的,因此在家中往往会放松对儿童的照管。

其次,带儿童熟悉居住生存环境中高高低低、拐弯抹角的地方,如果家里养有狗、猫等小动物,也要让儿童熟悉,并教育儿童如何做是安全的。

最后,要注意儿童的心理特点。幼稚可爱的儿童,不仅身体在长,小心思也在不断长,有时是您猜不透、想不到的。特别是1~3岁的婴幼儿,很多事情似懂非懂,但

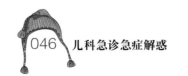

好奇心和探索的欲望非常强烈,这时候确保他们的安全,责任完全在家长。对于这个好奇心强烈、又不太明白事理的儿童,最好的办法就是让他们远离危险,把危险的东西放在他们够不着摸不到的地方。请谨记,关注并时刻注意避免意外伤害,是保障儿童安全必需的行为!

14.3 坠床、跌倒后脑撞伤

如果儿童发生了坠床、跌倒等,我们最关心的是是否导致了脑撞伤。如果没有外表摔伤,没有脑震荡、颅内出血,不用紧张。发现儿童坠床或者跌倒了,首先就地观察 5 min,不要移动儿童,不要摇晃儿童,只需要观察儿童是否有意识改变,是否有流血、骨折。

如果 5 min 内,儿童除了因为害怕、疼痛而哭泣外,没有损伤的表现,吃喝拉撒睡玩如常,那么就不用太担心了,可以暂时先不去医院,在家细心护理即可。因为有些颅内出血出现的时间较慢,还需要严密观察儿童的精神状态是否正常 48 h。如果出现异常,比如儿童出现精神委靡,激惹,说头痛,走路不稳,口齿不清等情况,需要立即去医院急诊就医。

如果儿童有发呆、恶心、口齿不清、头痛等表现,提示可能出现了短暂的脑震荡,即使几分钟后就恢复正常,也建议去医院检查。如果儿童头部撞伤后出现意识反常,例如目光呆滞、呼叫不醒、全身松软,提示儿童有脑部损伤较重,需要立即拨打120请求急救帮助,120急救医生会尽快赶到现场,尽快做出必要的处理后,再紧急把患儿送到儿科急诊室。

14.4 溺水

溺水是儿童常见的意外伤害,可能导致儿童窒息,严重者会导致儿童死亡。最常见的溺水常常发生在家里,而不是大家认为的河里、海里。在这些危险的地方,家长需要仔细看护儿童。

发生在家里的溺水,大多数是在给婴儿洗澡时,小婴儿活动能力差,面部浸入水后,在没人帮助的情况下,不能很好地避开。5 cm 深的水,面部浸入 2 min 就能导致窒息,10 min 大脑就会有不可逆损伤,导致后遗症、脑死亡。很多发生在家里的溺水,是因为婴儿家长出去接个快递、接个电话,就是这么短短的一瞬间,就造成了终身遗憾! 所以,在给儿童洗澡时,一定时刻不要离开儿童!

当发现儿童溺水后,首先抱儿童离开水面,去枕平卧、面向上放在硬板床上。当儿童呼叫不应、没有呼吸的时候,立即给儿童进行基础生命支持,同时拨打120电话求救。按照30∶2的胸外心脏按压与人工呼吸比例对儿童进行抢救,就是胸外按压30次,口对口人工通气2次,直到儿童恢复呼吸、心跳。

如果儿童有意识,呼吸心跳尚可以,可以让儿童侧躺着,便于儿童呕吐时,胃内容物的清除,及时拨打急救电话,等待救援人员的到来。

14.5　气管异物

即异物梗住呼吸道,也称异物卡喉。儿童在进食时,哭闹、欢笑、说话,都容易将本该进入食管的食物或者玩具异物误吸到气管内。异物在气管内堵着,儿童就不能呼吸,时间久了,会导致窒息,危及生命。气管异物的黄金抢救时间为4～10 min,要在4～10 min内进行海姆立克急救法。

14.5.1　紧急评估和应对:被异物梗住呼吸道后,儿童会出现咳嗽、吞咽困难表现。如果异物太大,完全堵死气道后,儿童就不能咳嗽了,多会表现出典型的动作:双手卡住自己的脖子,想咳嗽但是咳不出来。如果家长发现儿童有这种表现,需要立即抢救,千万不能耽搁。如果儿童还能咳嗽,家长要鼓励儿童咳嗽,通过咳嗽的力量将异物咳出来。如果儿童不能咳嗽了,需要家长帮忙了,这时要立即使用海姆立克急救法。

14.5.2　海姆立克急救法的具体方法:对于1岁以上的儿童,家长跪蹲在儿童的身后,双手环抱儿童,一手握拳,虎口贴在儿童剑突下,肚脐之上的腹部中央位置,另外一手握住该手手腕,然后突然用力收紧双臂,使握拳的虎口向患者腹部内上方猛烈回收。该方法使用膈肌上升的力量挤压肺及支气管,从而将异物从气管内冲出。如果异物没有冲出,家长要立即放松手臂,然后重复该动作,直到异物被排出(图3)。

1岁内的婴儿因为还不能站立得很稳,身材又特别矮小,使用上面的方法就不适合了,而应采用图4所示的手法。先在婴儿后背肩胛骨之间用力向下冲击性的拍5下,如果异物没有冲出,将婴儿翻过来,在心脏按压的位置(双乳连线之间的胸骨中央部位)按压5次,每秒1次,按压深度为4 cm(这需要家长用力)。如果异物没有冲出,反复以上步骤,以上两个动作最多可重复5次。以上操作时一定要保证抱好婴儿,千万别在救治的时候再摔着婴儿。如果一个人不行,就再找一个人帮忙护着婴儿。另外,要保证婴儿的头低脚高位置,方便异物冲出。

14.6　烫烧伤

烫伤、烧伤在婴幼儿中也比较常见,并且后果可能非常严重,家长们一定要做好预防工作。装有茶水的杯子、热奶、热水、灯泡、洗澡水、热水袋、暖宝宝等都有可能造

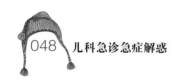

基本操作方法

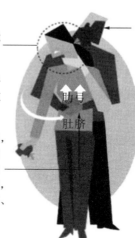

被救者
因窒息而不能说话和呼吸

施救者
不要拍背，这会使情况更糟

①从背后用手臂环绕被救者的腰部

③用另一只手抓住握拳的那只手，并迅速用力向上挤压

②一只手握拳，并用大拇指的一侧顶住被救者腹部，在肋弓之下、肚脐之上

④重复这一动作，直至导致窒息的物体排出

肋弓
肚脐

图3　1岁以上儿童的海姆立克急救法

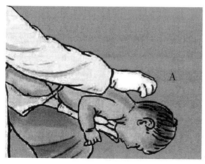

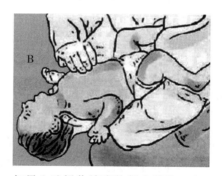

把孩子抱起来，一只手捏住孩子颧骨两侧，手臂贴着孩子的前胸，另一只手托住孩子后颈部，让其脸朝下，趴在救护人膝盖上。在孩子背上拍1~5次，并观察孩子是否将异物吐出。

如果上述操作堵塞物仍未排除，可以采取另外一个姿势，把孩子翻过来，抢救者以中指或示指放在孩子胸廓快速向上重击压迫重复，直至异物排出。

图4　1岁以下儿童的海姆立克急救法

成儿童烫伤。如果发生了烫伤，紧急按以下步骤采取措施。

14.6.1　冲、脱、泡：目的是降温、止痛。

14.6.1.1　使用自来水等冷水对创面进行淋洗，不要使用冰块，因为其会导致疼痛加重或低体温甚至休克。

14.6.1.2　淋洗的过程中将儿童烫烧伤部位的衣物、饰品等衣物尽可能都脱下，该剪的就剪掉。如果衣物粘在皮肤上了，实在弄不下来不必强行剥离。

14.6.1.3　随后，将患处泡在冷水中，直到没有疼痛或者疼痛明显减轻为止，冲泡时间要大于30 min。

14.6.2　盖、送：等儿童不那么痛了，尽量使用干净的、不掉毛的纱布松松的盖在伤处，防止污染，并尽快送医院诊治。

需要注意的是，给烫伤处涂抹牙膏、酱油、蜂蜜、蛋清、锅灰等任何物品都是错误的，正确的做法是覆盖上纱布送医院。烫伤处有水疱的时候，保持水疱的完整性对以后不留瘢痕非常重要，不要把水疱刺破、放出液体！

14.6.3　烧烫伤的分度：Ⅰ度烧烫伤仅为表皮损伤，表现为皮肤红，有灼痛感，其中晒伤也属于Ⅰ度损伤。

Ⅱ度烧烫伤损及真皮，表现为皮肤上有水疱，疼痛更加明显。

Ⅲ度烧烫伤损伤已经累及皮肤全层甚至皮下脂肪、肌肉，表面发白或发黑（碳化），Ⅲ度烧烫伤是永久性组织损伤。

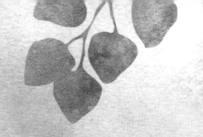

 青春期的孩子，出现急症时别忘了神经心理行为问题

青春是什么？有人说，青春是初放的花朵，是还没有长成的小树。青春是文学作品永恒的主题，不同的人、不同的职业对青春的感受不同，说法也有不同，但在阳光灿烂的日子里，青春之歌会流淌在每个人的眉梢和心间。儿童家长和儿科医生会说，青春是爱和希望的硕果，是用心养育、百般呵护、终于长大的孩子，因为他们关注的青春是指儿童的青春期。

儿童青春期的年龄范围一般为10～20岁，女孩的青春期开始年龄和结束年龄都比男孩早2年左右。青春期的进入和结束年龄都存在较大的个体差异，可相差2～4岁。青春期是人生的第二个生长发育高峰，身体和心理均发育迅速，经历了青春期的巨大变化，就长成了大人。许多生命中不期而遇的青春期孩子的诊疗经过，以及他们的喜怒哀乐，都是值得我们记忆和思考的。

【病例一】 10岁的漂亮女孩反复发热看儿科急诊，原因令人啼笑皆非。

这个病例发生在将近20年前，我还是个主治医师的时候，值急诊班时接诊到一位10岁的漂亮女孩，主诉为"反复发热6个月，又发热1天"，体温为38.5～39.5 ℃，无其他伴随症状，发热时也没有头痛、呕吐、寒战等不适。发病6个月来，生长发育、吃喝拉撒睡都正常，已经到过北京、上海很多知名的儿科医院看过，反复做过很多检查，都没有找到原因。

我说："既然又发热了，再住院查查病因吧，也许这次发热，病因暴露出来了，被我们抓着了，就治好了。目前，孩子一般情况还好，也不需要什么紧急处理。既然发热孩子不痛苦，就先不用退热药吧，观察下变化。"

住院后，交待病房住院医师，先不用任何药物，不输液不口服药物，4 h测量1次体温,严密观察体温变化,注意其他的不适表现。先做血尿粪三大常规、血沉、血生化、胸部 X 线片、血培养等住院常规检查,不做特殊检查。住院 1 天后,主治医师查房,过程如下。

住院医师:10 岁女孩,1 天前以"反复发热 6 个月,又发热 1 天"为主诉入院。入院后,给予常规体格检查和实验室检查,严密观察病情变化处理。住院 1 天来,体温仍然波动在 38.5 ~ 39.5 ℃,无其他伴随症状出现。已经回报的辅助检查:血尿粪三大常规、血沉、血生化及胸部 X 线片,均无异常发现。

主治医师:小女孩上学了吧? 学习好吗? 和同学、老师处得好吗? 喜欢去上学吗?

儿童家长:上学了,如果不是这半年生病耽误,该上 5 年级了。刚上学的前 3 年学习挺好的,还得了红领巾,和同学、老师处得还可以吧,没听老师说她啥。这半年老生病就耽误了上学,跟不上班了,她也就不喜欢去上学了。

主治医师:体温是如何测量的? 是谁测量的?

住院医师:我们病房常规就是,当班护士到了测体温的时候,按顺序一个一个患儿发放体温计,体温计刻度甩到最低处交给家长,或者亲自放入儿童腋下,请家长关照。10 min 后,当班护士再一个一个患儿收取体温计,当场读出度数,并记录在体温登记表上。

主治医师:孩子妈妈,孩子的体温是你亲自测量的,还是让孩子自己测量的?

儿童家长:(笑了)测个体温有啥难的,就这样放在腋窝下,夹紧不动 5 ~ 10 min,我们测量半年了,谁都学会了。妞妞也会,她也很配合,每次我都是把体温计给她,她自己测好的。每次都有体温的,有发热的,如果她不听话,不配合,是测不出体温的。

主治医师:(也笑了,摸摸患儿头部,看着患儿的眼睛微笑着)嗯,好孩子,你现在还发热吗?

小女孩面对这个突然地询问,瞪大了眼睛,有点茫然地点点头。

主治医师:(仍然看着小女孩的眼睛,微笑着说)既然孩子认为现在还发热,那么,我们就现场再测量一下。来,请护士把体温计甩好,放在孩子的腋窝下,帮忙夹好。我们都看好,爸爸妈妈也看好,10 min 内都不要去动这个体温计,10 min 后我们再拿出来看看。小姑娘,可以吗?

小女孩的脸色有点变红了,眼睛瞪得更大了,更加茫然地点了点头。过了一会儿,小女孩说要上厕所,主治医师说最好坚持一会儿,先别去。若实在坚持不住,或者就在床边用便盆小便,或者请我们护士和妈妈一起陪着去,注意保护着体温计,不要动到体温计。小女孩坚持要自己去,不让别人陪同。妈妈也说,她大了,让她自己去

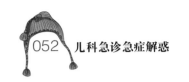

吧,没事,她带着体温计上厕所好多次了,没有弄坏过。

主治医师:(仍然看着小女孩的眼睛,微笑着说)这次不一样,我们是要准确测体温的,要弄清楚这孩子看起来好好的,体格检查、化验、仪器检查都好好的,为什么总是发热!

小女孩突然哭了,哭着说:"发热是我甩的,我拿着体温计这样倒着一甩,就发热了!"边说边拿出体温计,熟练地倒着甩了几下,交给主治医师,果然,体温计的温度显示为39.5 ℃。

主治医师:(仍然看着小女孩的眼睛,微笑着说)哦,好聪明的孩子,把我们都给骗了,但是,你为啥要骗你爸爸妈妈呢? 他们那么喜欢你,你这一骗,他们为你花了那么多钱看病,还不如把这些钱给你买衣服穿呢。

大家都蒙了,家长们更是丈二和尚摸不着头脑。妈妈瞪大眼睛,伸手就要去打孩子,被主治医生拦住了。

小女孩继续哭着说:"一开始,我是讨厌那个数学老师,他总说我笨,不想去上学,不想见到他。那天,一下子发现体温计这样一甩就可以不用去上学了,后来,你们带我到处看病,我就后悔了,又不敢说出来,也怕我这样甩的发热被你们发现了挨打,所以,每次我都必须把体温计拿出这样甩甩再夹回。"主治医师笑了,大家都笑了,爸爸妈妈也笑了,小女孩却哭得更伤心了。

主治医师有点小得意地说:"好了,弄明白就好了。小孩子长大了,很多小心思、小动作我们猜不透了,难猜也要猜啊。小姑娘也别哭了,今天是你主动告诉了我们发热的原因,立了大功了。否则,我们还要费很大的劲查发热原因,当然,你爸爸妈妈也要花钱,你自己也要因抽血穿刺受罪。好了,给爸爸、妈妈笑笑,他们就放心了。可以再观察下,若确定不再发热了,就可以出院回家了。"

小女孩和爸爸、妈妈一起破涕为笑,爸爸说:"谢谢医生,我们再观察一天,如果她不甩体温计了,也不发热了,我们就回家了。"

妈妈紧紧地搂住孩子说:"谢谢医生! 这发热原因,回家了也不能给别人说啊,说出去,别人会看不起我闺女的!"

主治医师:不用想太多,不说也好,长大了,她明白了就好。孩子长大了,快到青春期了,有小心思大家都是理解的,只是因为她还小,不知道怎样为自己解围,本来只是想不去上学,没想到被折腾得到北京、上海转圈看病。

2天后,这个10岁的漂亮女孩和爸爸、妈妈一起出院回家了,以后没有再来复诊过。推测应该是再没有出现发热了,因为出院医嘱写得很清楚,而且又专门反复口头强调:"若病情反复,出现任何不适,及时来院复诊"!

【病例二】 12岁男孩腹痛呕吐1天，诊断为化脓性阑尾炎穿孔并发休克。

这个病例发生在10年前。晚上8点多，一位12岁男孩以"腹痛呕吐1天"为主诉被爸爸带到儿科急诊室，测体温40℃，化验血常规、白细胞计数、C反应蛋白都很高。体格检查发现患儿精神委靡，面色灰暗，血压偏低，右下腹有压痛，急诊腹部B超发现为急性阑尾炎，已化脓穿孔，而且并发了腹膜炎，需急诊转诊到小儿外科进一步诊疗。小儿外科当晚就急诊为孩子做了手术，住院10天出院，出院诊断：1.急性化脓性阑尾炎并发穿孔、腹膜炎；2.感染性休克。

儿科医生：孩子腹痛呕吐1天了，之前您没发现他发热？

儿童家长：他没说他发热，我们也都没想着给他测体温。我下午6点下班到家，发现他吃不下饭，吃了就吐，问他为啥吐，他说肚子疼。问他痛多久了，他说1天了，我这才把他送到医院来。他自己还说没事、不用来医院呢。之前，我也没发现他有不舒服，若发现，肯定不会耽误到这么严重的地步！

儿科医生：孩子，你到底不舒服几天了？ 说实话，今天你的病很重，一会儿要到外科，可能要紧急手术，说实话才弄得准确。

12岁男孩：有差不多5天了吧，肚子不舒服，有点痛，想着是小毛病，忍忍就好了。

【病例三】 11岁女孩反复尿路感染，泌尿系统发育正常。

这个病例发生在3年前。晚上6点多，一位11岁女孩以"尿痛、腹痛、呕吐半天"为主诉被奶奶带到儿科急诊室，测体温37.5℃，化验血常规、白细胞计数、C反应蛋白都正常，尿常规化验白细胞计数、红细胞计数都高，诊断尿路感染。体格检查，生长发育良好，下腹部有压痛，余无异常发现。

儿童家长：医生，她为啥总是反复尿路感染呀？ 这种情况已经有2年了，这次是第5次发作了。之前做过腹部B超、肾脏同位素等检查，也都没有发现异常。

儿科医生：是呀，孩子长得好好的，也没有泌尿系统发育异常，反复尿路感染，一定要寻找下原因。去掉反复发作的原因，才能不再复发。孩子的卫生习惯好吗？ 有没有抠、抓屁股的坏习惯？ 裤头换洗勤吗？

儿童家长：我们很注意卫生的，裤头每次都是开水煮煮、晒晒才用的，每天都换的，也没见她有抠、抓屁股的坏习惯。

儿科医生：那么，她拉完大便谁帮她擦屁股啊？ 怎么擦的？

儿童家长：之前是我们大人帮她，近2年她大了，要自己擦了。

儿科医生：小朋友，拿张纸，蹲下，像平常一样，擦擦屁股，让我看看。

小姑娘接过奶奶给的手纸，蹲下，右手拿纸，从前边伸到两腿之间，手纸从肛门处滑向前边的尿道口。

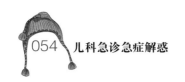

儿科医生:看到了吗？她这样把大便弄到尿道里边了,大便里有细菌,污染了小便处的尿道,就得尿道炎了。

儿童家长:哦,原来是这样,以前我们帮她时是从前向后擦的,她趴下,翘着屁股,我们就这样从前向后擦了;她自己就从后向前了。

儿科医生:要教会孩子从前向后擦大便,这是基本的生活技能。

儿童家长:好好,回去就教,教会为止!

岁月匆匆,病例一中这个10岁的漂亮姑娘现在已经年近40岁了,应该是位幸福辛劳的母亲了,回想当年的小聪明,她一定会微笑着说自己:"小时候不懂事!"她现在也应该已经深刻体会到,这样的不懂事小动作,给父母、家庭以及她自己的身心健康,都带来了很大的损失和麻烦。

青春期儿童的神经心理行为问题,其主要责任在于家长、社会的教育和引导,而不是"不懂事"的青春期儿童本人。因此,发现儿童有神经心理行为问题时,先不要责备、训斥和痛骂,要多安抚、沟通,和孩子一起分析问题、讨论解决的办法和可能性,必要时寻求专业儿童心理医生的帮助。

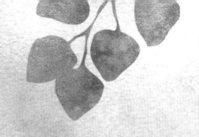

16 如何面对儿童哭闹

"生儿养女一辈子,满脑子都是孩子哭了笑了""柴米油盐半辈子,转眼就只剩下满脸的皱纹了!"流行歌曲《时间都去哪儿了》能够如此打动人心,是因为描述了父母家长们养育孩子的真实辛苦状况。

在医院里,听到哭声多、笑声也多的地方一定是儿科了。儿科急诊室相对来说哭声更多点,哭闹是儿科急诊室永恒的交响曲。作为儿童家长和儿科医生,需要学习掌握相关病因的技能和知识,才可以正确面对儿童哭闹。

16.1 解读儿童哭闹

可以说,解读孩子哭笑的意思是了解孩子、养育孩子的基础和关键技能。虽然哭和笑都是儿童的早期语言,但"哭闹"是儿科急诊接诊的常见主诉之一,而很少有以"笑"为主诉来儿科就诊的。这一现象不仅仅是因为"笑比哭好",更多的原因是陪伴孩子的家长更能理解孩子的笑,而不太能理解孩子的哭,不理解就恐慌,恐慌了就要找儿科医生看看。

儿童的哭闹,有正常的哭闹,也有异常的表达病理情况的哭闹。面对哭闹、痛苦不安的婴儿,儿科医生和儿童家长一样也有很多担心和不安。担心治疗不及时延误了孩子的病情,更担心治疗措施过度出现不良反应,影响孩子的健康成长。不同的孩子、不同的年龄、不同的时间、不同的场景,哭闹的意思千差万别,因此,养儿育女也是丰富阅历、完善人生的必经过程。

儿童的哭闹的确表达了更多痛苦和不舒适,有些痛苦和不舒服是生活护理方面的问题,比如饿了、排泄大小便了等,家长听懂了并自己解决了问题,孩子就不哭闹

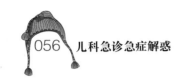

了。有一些是孩子的身体出现了病理情况,家长也听懂了就带孩子来到了医院,请儿科医生帮助也解决了问题。也有一些家长听不懂孩子生活护理的问题,孩子哭闹了就带到医院求解,如果遇到有经验的儿科医生,也能帮助家长弄明白生活护理方面的问题。

面对哭闹不安的孩子,有时候家长和儿科医生也痛苦,其实最痛苦的还是孩子。可能本来是个生活护理方面的哭闹诉求,可是哭闹了半天也没人理解,跑了几家医院,抽血化验检查做了个遍也找不到病因,不被理解的孩子就越发痛苦哭闹,理解不了的家长只好再多方求医问药! 所以,盼望孩子能早一天学会说话表达诉求,也是养育孩子的最大期盼!

16.2 这个3月龄婴儿莫名哭闹了1个多月

前几天,儿科急诊室来了个聪明漂亮的妈妈,抱了个3个多月大的漂亮男孩,坐到诊室里微笑着说:"医生,我孩子3个多月了,母乳喂养,已经爱哭闹1个多月了,大多数是在晚上。我自己查了很多有关婴儿哭闹的原因,借鉴您说的'一笑二看三逗四玩五吃六就医'的方法,评估观察下来估计是肠绞痛,就用安抚、暖肚子等办法让孩子舒服点后就缓解了。但是,孩子2~3天就要大哭一次,奶奶也一直催我带孩子来医院看看,今天特意挂了您的号,除了明确诊断外,更重要的是想请教下,我可以用您写的评估发热的办法,来评估孩子的哭闹吗?"

儿科医生开心地笑了,由衷地表扬她:"你好聪明啊,怪不得孩子哭闹1个多月了,你还是这样满面春风没有焦虑憔悴的样子,聪明也能美容呀! 完全可以用'一笑二看三逗四玩五吃六就医'这个方法来评估观察孩子的哭闹,只是观察的内容有所不同,一会儿再细说。我得先检查下孩子,先把孩子哭闹的原因弄明白了。"

聪明妈妈更加开心地笑了:"嗯嗯,是的,这也是我来的主要目的!"

儿科医生一边仔细地给孩子做着望、触、叩、听的全身体格检查,当然重点是腹部检查,一边询问孩子是否及时补充了维生素 A 和维生素 D、大小便情况、近期是否查过血常规、有无贫血、是否有呕吐、腹泻、发热、咳嗽等情况。病史询问和体格检查后,总结分析:"孩子的病史和体格检查都没有发现异常,精神状况、体格生长发育都很好。如果没有查过血,可以化验下排除贫血。也可以再做个腹部B超,排除下腹部脏器和肠管的异常;因为孩子没有呕吐,生长发育也很好,胃肠道先天发育异常的可能性不大。"

聪明妈妈冷静地说:"我们就做个血常规吧,本来下周儿童保健体检也要做了,今天做了下周就不用做了。B超就不做了吧,主要是B超排队的人太多,我的判断腹部应该没啥大事,孩子不吐不拉,能吃能喝的。"

不到1 h,妈妈拿着化验单回诊,儿科医生看了看:"化验单没有贫血的提示,孩子的面色和肤色也不提示贫血。目前没有找到哭闹的确定病理原因也是好事,因为小婴儿95%的大多数哭闹都是良性的、找不到病理因素的。您自己的判断是对的,1~5个月小婴儿夜间哭闹的一个常见原因就是肠绞痛,也叫肠痉挛,您的处理方法也是对的!"

聪明妈妈笑得更灿烂了:"是的是的,谢谢您,您讲的孩子哭闹的'一笑二看三逗四玩五吃六就医'很有用!"

16.3　95%婴儿良性哭闹的原因

16.3.1　婴儿气质:难养型气质的婴儿比较敏感、易怒、反应激烈且适应能力较差,容易哭闹。

16.3.2　婴儿不舒服:婴儿累了、饿了、渴了、太饱等不舒服时也容易哭闹。

16.3.3　寻求安慰:婴儿如果想要寻求安慰,希望父母抱抱时也会哭闹。

16.3.4　环境因素:环境太吵、活动太多、环境变化等压力也会让婴儿有些负面情绪,为了释放压力,婴儿也会哭闹。

16.4　5%婴儿病理性哭闹的原因

16.4.1　常见、不需太着急的:肠绞痛、乳糖不耐受、食物过敏、神经系统发育异常。

16.4.2　腹腔外科疾病:就是儿科医生们常说的急腹症,肠套叠、阑尾炎、腹膜炎、胆肾结石;先天性发育异常导致:肠旋转不良、肠狭窄、巨结肠。

16.4.3　腹腔内科疾病:胃肠炎、便秘;呕吐腹泻。

16.4.4　腹腔以外的疾病:任何躯体疾病都会先哭闹,如呼吸系统、泌尿系统、神经系统等。

16.5　肠绞痛的原因和临床表现

16.5.1　原因:①肠绞痛是婴幼儿生长发育过程中的一种生理过程,几乎每个儿童都多少经历过。婴儿肠壁蠕动的神经发育不成熟,肠壁在蠕动时,不成熟的神经发育会让频率不一致,就会出现肠壁运动一段快一段慢的节奏,很容易痉挛引起钻心的疼痛。②婴儿消化系统功能差,很容易造成胀气疼痛,其中吸收不了的蛋白质、乳糖是常见原因。

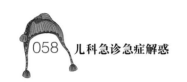

16.5.2　临床表现：①婴儿肠绞痛时会突然大声哭叫，可持续几小时，也可阵发性发作。发作情况各不相同，有的时间长，有的时间短些，也有些幸运的孩子不会发作肠绞痛。②肠绞痛发作时的临床表现就是哭闹，常常发生在夜间，是儿科夜间急诊最常见的急性腹痛。肠绞痛婴儿哭闹时面部潮红、口周苍白、腹部胀而紧张，双腿向上蜷起、双足发凉、双手紧握，抱哄、喂奶都不能缓解，而最终以哭得筋疲力尽、排气或排便而停止。③肠绞痛多在婴儿3周左右开始出现，在5个月左右会自行消失，所以，只要保证孩子生长发育良好，坚持几个月就雨过天晴了。

16.6　婴儿肠绞痛的家庭处理

孩子哭闹了，先莫慌张！一笑二看三逗四玩五吃六就医！①哭闹严重、家长不能排除病理情况时要去医院请儿科医生看看。就医后，下次再发作，大多数家长都会在家自行处理了。②留心寻找适合这个婴儿的喂奶量和喂奶时间。③若有奶粉过敏原因，同时伴随便血、湿疹、喘息等严重情况，影响了孩子生长发育，可换成易消化、低敏、脱敏的奶粉。④肠痉挛发作时常用的处理是按摩肚子、抚慰、让孩子开心愉快，很少需要肌内注射654-2之类的解痉止痛药物。⑤日常注意保障孩子吃喝拉撒睡等生活状态良好、舒服适宜，可以减少肠痉挛的发作，注意补充维生素AD制剂，有贫血及时补充铁剂纠正，必要时采用补充点益生菌等常用措施有时有帮助。

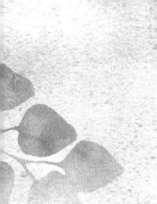
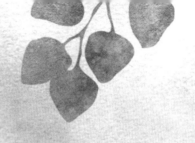

 **为什么儿科医生要对从容面对孩子发热的母亲点赞**

17.1 诊疗前言

传统的儿科学教育,开篇都会讲,我们学习儿科,了解儿童的生长发育和病理生理特点,就是为了保护儿童、做儿童们的代言人。

现实生活中也确实如此,关于孩子的吃喝拉撒睡玩等所有的问题,家长们也都想从儿科医生那里得到答案,以至于在拥挤繁忙的儿科门急诊,有些候诊许久终于就诊完的家长,也顾不了后边还有很多焦急等待诊疗的宝贝孩子,非要就孩子的日常生活问题和医生讨论。其实,作为孩子代言人的儿科医生是关注孩子所有问题的,特别是对损害儿童健康和安全的事情更是深恶痛绝,有时甚至需要冒着个人生命危险去保护孩子。比如,很多遭受家庭暴力和虐待的孩子都是被儿科医护报案解救的。

今天儿科医生要点赞的这个从容面对孩子5天发热的母亲,是门诊接诊的一个1岁小女孩的妈妈。想起这个发热39 ℃多、持续5天的小女孩在爸爸怀中手舞足蹈开心的样子,儿科医生也心花怒放!我们把这全家五口人进入诊室后和儿科医生的对话及诊疗过程描述回放一遍,也许大家就明白了。

17.2 诊疗过程

幸福的一家五口人走进诊室,年轻漂亮的妈妈拿着孩子的病历领头,英俊潇洒的爸爸幸福满满地怀抱着可爱的女儿,爷爷手提着存放孩子衣物尿布的袋子,奶奶手拿装有清水的奶瓶,每个人都是快乐开心的样子。

儿科医生:孩子什么问题呢? 来,放床上,检查下。

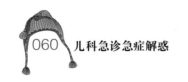

患儿母亲:发热5天了,每天都是39℃多,吃喝拉撒玩正常。

儿科医生:孩子可以呀,玩得挺好,还开心地和我笑呢。全身无皮疹、心肺无异常,咽部有点红,但无疱疹、溃疡。之前怎么处理的呢?

患儿母亲:我们就在家多喝水,也没用什么药,就用过1次退热药。今天已超过3天了,还发热,所以,就来医院了。

儿科医生:哦,你怎么这么聪明,这么简单地把孩子处理得这么好,发热39℃你们也不急呀? 放心地在家不来医院?

患儿母亲:我这是第二胎了,有点经验了。哦,主要是我妈有经验,这个孩子小时候吃过亏,后来听我妈的,孩子体质慢慢好了。

一直慈祥地站在旁边的奶奶微笑着说话了,爷爷和爸爸两位男士始终微笑不语。

患儿奶奶:这小女孩早产、先天性喉喘鸣,2个月时曾急救抢救后住院快2个月。后来,人家妈妈也看书,我带孩子晒太阳、玩,少用药,慢慢好了。

儿科医生:很好呀。去给孩子化验下血常规吧,若没问题,还这样处理即可。

患儿母亲:我也是这么想的。1 h后,妈妈带着一家人拿着化验单回到诊室。

儿科医生:没问题呀,我刚刚听孩子的心肺也没问题,孩子一般情况又这么好,您目前的处理就可以了。回去吧,也可能再过2天就退热了。这样不要用太多药物干扰孩子,病好了,孩子的抵抗力就得到了锻炼和提高。

患儿母亲:我懂,我也这么想,以前吃过亏,现在明白了。谢谢您呀!

儿科医生:如果孩子家长都像你们这样,儿科就不会这么忙了,也没那么多事了。

17.3 诊疗后语

是的,多年来,很多儿科医生都在为儿科医疗困局揪心,既然儿科医护短缺无法解决,教育孩子的家人做好防护,让孩子们少生病、少输液肯定有助于促进儿童健康。

大多数孩子都有完美的抗感染免疫过程,对于无特殊治疗的常见的病毒感染,过多的药物很多时候会影响孩子健康的免疫发育。因此,很多医生时常为孩子们承受了不该承受的而煎熬痛苦惆怅不堪!

健康是一种相对的状态,在成长过程中难以避免地与不同疾病的战斗会使孩子们更健康。许多情况下,如果大人多给孩子点自信,孩子不需要过多的医疗干预,完全可以靠简单的医疗帮助和自身健全的免疫防御系统解决问题。我们所能做的,是帮助孩子,用适当的药物、医术、仁心,还要用坚强的精神和正确的态度。

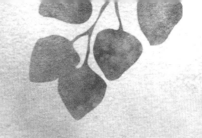

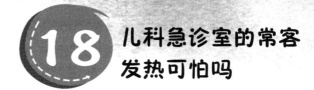

儿科急诊室的常客
发热可怕吗

古今中外,一年四季,发热都是儿科最常见的就诊原因,是儿科急诊室的常客,也是家长朋友们养育孩子中必须面对的一个儿童常见急症。当孩子高热不退时,爱子心切的爸爸妈妈、爷爷奶奶们常常焦虑不安、手足无措,反复带孩子到各个医院的儿科排队就诊,甚至一天之内奔波几家医院反复就诊。那么,发热这个儿科急诊室的常客可怕吗?

儿童发热本身大多数不可怕,退热处理也不复杂,很多儿童家长都知道可以用的退热药物是乙酰氨基酚或布洛芬,但需要认真思考和权衡发热及使用退热药物对儿童的利弊。总体来说,发热是机体对疾病的一种防御性反应,是人体为了保护自己、清除病原体必须进行的免疫反应,就像打仗时攻击敌人的炮火。在儿童的生长发育过程中,发热是提高免疫力必须要经历的病理生理反应,很多常见病毒感染就像疫苗接种一样,对儿童的健康成长利大于弊。

18.1 如何认识儿童发热

体温是指用体温计测出的人体温度数值,发热是体温异常升高的一种疾病表现,通常把肛温≥38 ℃或腋温≥37.5 ℃定义为发热。

正常儿童体温稍高于成人,并可波动于一定范围之间,清晨低,下午高,进食、剧烈活动、哭闹、衣被过厚、室温过高、情绪激动等均可使体温暂时升高。体温波动范围不超过1℃,不属于病理现象。儿童体温可从腋下、外耳道、肛门、口腔等部位测得;腋下、外耳道测取便捷安全,但易受环境影响;肛门、口腔温度准确稳定,但需孩子配合、有一定安全隐患;对于一般轻症患儿,多考虑便捷、对孩子创伤刺激小的部位测量体

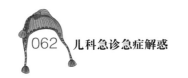

温,选择腋下、外耳道测温即可满足临床需要;不同部位温度波动范围在0.3~0.5℃,以肛温最高,腋温最低。

日常生活中腋温更易测量、更多使用,一般是依据腋温的数值把发热分为不同的类别。腋温在37.5~38℃为低热、38.1~39℃为中度热,39.1~40.5℃为高热,大于40.5℃为超高热。发热有不同的热型、热程,每日温度相差不大于1℃为稽留热,每日温度相差大于1℃为弛张热,间隔2~3 d发热1次为间歇热,热型无一定规律为不规则热。热程在2周以内者为急性短期发热,持续2周以上者为长期发热。热型热程对诊断和治疗都有参考价值,但近年来由于各种抗生素及激素的广泛应用,热型对诊断的帮助,已不像过去那样重要。

18.2 儿童发热的病因有哪些

发热是儿童许多疾病的症状之一,体温的异常升高与疾病的严重程度不一定成正比。儿童发热的病因,最常见的是普通的感冒、腹泻,大多数儿童发热是不可怕的,在家里适当加强护理、调整饮食、多饮水,开心愉快的放松玩几天就好了,有经验的家长朋友们如果能够弄清楚孩子的病情轻重,不一定需要马上带儿童到儿科急诊就诊。儿童发热从病因上可分为以下五大类。

18.2.1 感染性疾病:最多见。约占40%,包括各种细菌、病毒、寄生虫、真菌、支原体、螺旋体和立克次体等感染引起的呼吸系统、消化系统、泌尿系统、中枢神经系统及全身性感染性疾病。

18.2.2 结缔组织病与变态反应性疾病:约占20%,系统性红斑狼疮、结节性多动脉炎、少年型类风湿关节炎、结节性非化脓性脂膜炎、皮肌炎、Wegner恶性肉芽肿病、风湿热、血清病、皮肤黏膜淋巴结综合征、血管性免疫母细胞淋巴结病。

18.2.3 血液病与恶性肿瘤:约占20%,各型白血病、恶性淋巴瘤、恶性组织细胞病或神经母细胞瘤等。

18.2.4 神经系统疾病:约占10%,中毒性脑病、颅脑损伤、大脑发育不全、间脑病变、脑炎后遗症、蛛网膜炎等。

18.2.5 其他:约占10%,药物热、高钠血症、郎格罕细胞组织细胞增生症、结节病、免疫缺陷病如慢性肉芽肿、亚急性坏死性淋巴结病、烧伤、骨折、血肿、血管内栓塞、暑热症、夏季低热、无汗性外胚叶发育不良、抗生素引起的菌群失调等。

18.3 免疫学是如何解读儿童发热的

免疫学研究免疫系统静态的结构和功能,以及动态免疫应答引起的获得性防御功能及所致疾病的过程和机制。宿主体内的免疫系统能识别并清除从入侵的病原微生物及其产生的毒素、自身基因突变产生的肿瘤细胞、自身衰老残损的组织细胞或自身变性抗原,实现免疫防御、免疫自稳和免疫监视的功能,保持机体内环境稳定。

免疫学认为,发热是指在发热激活物的作用下,致热原细胞产生和释放内生致热原,作用于下丘脑体温调节中枢,在中枢发热介质的介导下,使体温调定点上移,进而引起机体产热增加、散热减少,最终导致体温升高超过正常值0.5℃以上。

免疫学将能激活机体"产内生致热原细胞"并使其产生和释放内生致热原引起发热的物质,称为发热激活物。发热激活物包括病原生物和非病原生物两类。免疫应答是指机体免疫系统接受抗原刺激发生一系列反应,并以排出或分解该抗原为目的的反应过程,"发热激活物"可作为免疫应答中的"抗原"。

18.4 病理生理学是如何解读儿童发热的

病理生理学是研究疾病发生、发展规律及其机制的科学,着重从功能与代谢的角度探讨患病机体的生命活动规律,其任务是揭示疾病的本质,为疾病的防治提供理论依据。

人和其他哺乳类动物具有相对稳定的体温,多种生理和病理性因素可以引起体温升高,包括生理性体温升高、过热和发热。发热是指在发热激活物的作用下,致热原细胞产生和释放内生致热原,作用于丘脑体温调节中枢,在中枢发热介质的介导下,使体温调定点上移,进而引起机体产热增加、散热减少,最终导致体温升高超过正常值0.5℃以上。

发热不是独立的疾病,而是多种疾病所共有的病理生理过程和临床表现,体温的变化往往与体内的疾病过程密切相关。发热在临床上通常经历体温上升期、高温持续期和体温下降期3个时相。

18.4.1 体温上升期:机体的产热增加,散热减少,产热大于散热,此过程使体温不断上升。

18.4.2 高温持续期:当机体通过增加产热和减少散热使体温上升到新的调定点水平时,则开始在高水平上调节产热过程和散热过程,使高温得以持续,称高温持续期。此时,由于皮肤温度也随之升高,不再发生冷刺激信息,因而不再产生战栗,此期主要依靠提高代谢率来维持增高的产热过程。由于皮肤血管收缩的缓解,皮肤血流量的增加,此期散热也随之增多。即产热过程和散热过程在高水平上达到平衡。

18.4.3 体温下降期:当应用药物等使致热病因得到有效控制,内生致热物质得以清除,体温调定点恢复到正常水平时,机体通过增加散热过程,使增高的体温降低

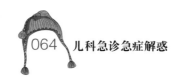

到正常调定点水平,体温恢复至正常。此期由于交感神经紧张性活动降低,皮肤血管舒张,汗腺分泌增强,可使散热过程明显增强。

18.5 如何诊断和鉴别诊断儿童发热

发热是多种疾病所共有的病理生理过程,对发热的诊断和鉴别诊断,主要是寻找发热的原因、评估鉴别病情的严重程度及其对患儿健康的影响。

18.5.1 鉴别诊断有无危及生命的临床表现:首先对发热儿童进行常规的评估,测量并记录发热儿童的体温、呼吸频率、心率及毛细血管再充盈时间。注意发现任何可能危及生命的临床征兆,包括气道、呼吸、循环的异常及意识水平下降等,并需要关注是否有脓毒症的可能性。

18.5.2 鉴别诊断有无严重疾病的危险性:在确定发热儿童有无立即危及生命的临床表现后,应进一步根据发热儿童的症状及体征评估其是否存在特定的疾病或局部感染灶,是否存在提示病情严重程度的非特异性症状或体征。

18.6 儿童发热的治疗原则有哪些

孩子舒适的心情、良好的状态,有利于自身免疫力的发挥,更有利于健康恢复。除非是超高热,一般发热本身不会对孩子造成伤害,相反是有好处的,有利于提升孩子的免疫力,有利于抗感染,不必退热,发热治疗的目标是改善孩子的舒适度。有明确原因的发热,比如严重的细菌感染,要针对病因进行抗感染治疗。

18.6.1 针对发热病因的治疗:比如感染性疾病,治疗方法是消除感染源和感染灶。当抗感染奏效时,随着感染灶(包括炎症灶)的消退,便出现退热。为促进退热,解热药可与抗感染疗法合并使用。

18.6.2 药物退热治疗:是针对发热机制的治疗,这些措施可导致上升的体温调定点下降而退热,比如,目前儿童常用的退热药对乙酰氨基酚或布洛芬。

18.6.3 物理降温:过高的体温会损害中枢神经系统,当体温过高时,头部局部的物理降温有助于保护大脑。值得注意的是,传统的乙醇(酒精)擦浴等物理降温措施,由于有造成乙醇中毒的风险,不推荐应用;可导致孩子不舒服感的冷水擦浴也正在被淘汰。能让孩子愉快舒适的温水浴被推荐。

18.6.4 加强护理:对发热患儿,应注意水、电解质和酸碱平衡、补足水分、预防脱水,保证充足易消化的营养食物,包括维生素。密切监护心、肺、脑功能,在退热期或用解热药致大量出汗时,要防止休克的发生。

18.7　儿童使用退热药物的注意事项

对于发热儿童,重点是评估明确所患疾病的危险性及导致发热的原因,退热治疗的目的和目标是改善患儿舒适度。2月龄以上患儿高热伴明显不适时可以应用对乙酰氨基酚或布洛芬退热,但有些特殊情况下退热药需要慎重应用。需要注意的问题可归纳总结为下面这12种情况。

18.7.1　**2月龄以内婴儿**:禁用任何退热药。

18.7.2　**不推荐**:对乙酰氨基酚与布洛芬联合或交替使用。

18.7.3　**不推荐**:退热药与含有退热药的复方感冒药合用。

18.7.4　**哮喘患儿**:应在对其病情进行全面评估后使用退热药。

18.7.5　**肝功能异常伴发热**:可选用布洛芬。

18.7.6　**肾功能和心功能不全患儿伴发热**:禁用布洛芬,必要时可选用对乙酰氨基酚。

18.7.7　**出血性疾病患儿发热**:慎用退热药,必要时可用对乙酰氨基酚等对凝血功能影响较小的药物。

18.7.8　**川崎病患儿急性期**:应用大剂量阿司匹林抗炎治疗,无须使用其他退热药。

18.7.9　**红细胞葡萄糖-6-磷酸脱氢酶缺乏症的患儿**:禁用对乙酰氨基酚等退热药。

18.7.10　**不推荐**:在疫苗接种后预防性使用退热药。

18.7.11　**不推荐**:使用退热药治疗全身麻醉术后恶性高热、中枢性发热、外胚层发育不良。

18.7.12　**恶性肿瘤患儿退热药的使用**:需权衡利弊。

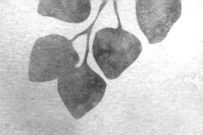

 **幼儿急疹，1岁女孩发热后出皮疹吓坏了家长**

过了春节，在辞旧岁、迎新年的欢乐喜庆中，春天的脚步穿越冬日寒冷如期而至。作为终日在临床忙碌的儿科医生，接诊到的幼儿急疹明显增多了，这一儿童疾病谱的季节变化也提醒着我们，春天来了！

春回大地，万物复苏，是孩子们生长发育最快的季节，也是病毒、细菌等微生物快速繁殖的时候。那一天，1岁女孩王妞妞"发热3天，输液1天，出皮疹半天"吓得一家人多次求医，爸爸妈妈、爷爷奶奶及外公外婆3天来都陪着妞妞在医院里，最后弄明白了，就是被一种几乎和每个儿童都要过招的病毒感染了。同样的疾病、同样的诊疗过程，2岁的李宝宝却没有输液治疗。

19.1 诊疗经过

【病例一】 1岁的王妞妞发热3天，输液1天后出皮疹。

1岁的王妞妞这3天来持续高热，吓得一家6位家长着急万分，每天都到医院儿科排队挂号就诊。前2天，儿科医生都说是普通病毒感染，医嘱回家加强护理、吃点简单的对症药物。发热第3天，患儿家人都受不了了，眼看着孩子发热吃药控制不住，晚上又急诊来到医院，坚决要求输液治疗。输液后次日，宝宝终于退热了，一家人正在高兴输液有效果的时候，突然发现宝宝全身出了红色的皮疹，又惊慌失措地急急忙忙赶到医院。

儿童家长：医生快看呀，宝宝怎么全身出了这么多皮疹呀？昨天晚上输液了，是输液过敏了吗？

儿科医生（边问诊家长病史边观察宝宝）：孩子为什么输液呢？别急啊，你们看孩子一点儿都不痛苦，还和我们笑呢。孩子不痛苦，我们大家都别痛苦啊……

儿童家长（轻松转笑）：是的，孩子是不痛苦，他小不懂事，高热持续不退时也一点都不痛苦，就是喂药输液时她痛苦。输液前发热已经2天了，吃药控制不住，才输液的，输液把发热控制住了，怎么又输出这么多皮疹？看着更吓人，要紧吗医生？是药物过敏吗？该如何处理呢？

儿科医生：孩子虽然小，但如果难受他也会痛苦啊。小新生儿也有痛苦啊，而且会用自己的方式表达痛苦的，我们儿科医生和家长都要学会看出孩子是否痛苦，了解孩子、理解孩子才可以正确地保护好孩子。

儿童家长：是的是的，我们不懂孩子为啥这么发热，更不懂输了液、退热了为啥又出了这么多皮疹，所以，我们害怕呀……

儿科医生：理解理解，但我给孩子看了，也了解了病史，现在不用怕了，经历孩子的问题多了，你们做家长的也会慢慢积累这些儿科常见病的经验的。孩子就是得了幼儿急疹，这个病是几乎每个孩子都要得一遍的病毒感染，它的特点就是高热3～5天，热退疹出，就好了。孩子退热不是输液输的，孩子出皮疹也不是输液输的，都是疾病的自然过程。

儿童家长（妞妞的几位家长都松了一口气）：不需要用药了，太好了，我们本以为病重了呢，原来是病好了。谢谢医生！

【病例二】　2岁的李宝宝发热5天，口服药3天后出皮疹。

2岁的李宝宝，家长主诉："发热5天，口服药3天，出皮疹1天"。5天前李宝宝无明显诱因突然发热了，而且是持续39℃以上的高热，但无咳嗽、呕吐、腹泻，吃喝拉撒睡玩都不错。发热2天后，爸爸妈妈带李宝宝到附近儿科门诊就诊。

儿科医生问诊查体后化验了血常规，诊断为"急性病毒性上呼吸道感染"。医嘱普通病毒感染不需特殊用药，回家加强护理、严密观察病情变化、保障孩子吃喝拉撒睡玩好，必要时吃点简单的对症药物，病情加重或3天后病情不好转则复诊。

李宝宝的爸爸妈妈、爷爷奶奶、外公外婆一家6位家长比较了解儿童普通病毒感染需要一个过程，需要给孩子抗感染战胜疾病的时间。所以，在医生诊断为普通上呼吸道感染后，就正常地在家陪伴、照护孩子的吃喝拉撒睡和玩耍，遵医嘱简单用了1种清热抗病毒的药物，仔细地观察病情变化。

3天后，孩子的体温正常了，热退了，同时出了一身皮疹，众家长看孩子依然是开心玩耍，一致同意很可能是幼儿急疹，为了进一步明确诊断，还是决定带孩子再到儿科门诊复诊1次。

复诊时，儿科医生又给孩子做了体格检查，确定李宝宝这次的"发热5天，出皮疹

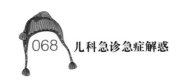

1天"是幼儿急疹,夸奖爸爸妈妈、爷爷奶奶、外公外婆等家长的正确处理。

当然,李宝宝的家长们也都很开心,为自己的淡定陪伴而自豪,为李宝宝避免了1次不必要的输液应用抗生素而开心。

19.2 病例解惑

19.2.1 什么是幼儿急疹:幼儿急疹,又被称为第六病,是一种发生于7月龄至2岁间患儿的病毒感染性疾病,是大多数孩子出生后遭遇的第一次病毒感染,其中人类疱疹病毒6型(HHV-6)是最常见的致病病毒。

幼儿急疹的病理生理特点为:高热3~5 d,很多孩子的体温超过40 ℃,体温骤降至正常后全身出现皮疹,即"热退疹出"。

这种皮疹呈粉红色、不痒,疹与疹之间的皮肤颜色正常,疹子一压会退色,孩子一般没有痛苦,仍可开心玩耍。幼儿急疹是普通病毒感染引起的一种儿童常见病,是一种良性、自限性疾病,没有特效药,也无须用特效药。精心养护,让孩子吃喝拉撒睡玩好,保障孩子有足够的体力和抵抗力,高热持续3~5 d,热退疹出即可自愈了。

19.2.2 幼儿急疹的诊疗原则有哪些:过度输液使用抗生素不良反应大,对于生长发育中的儿童,有些不良反应可能会影响儿童一生的健康。特别是幼儿急疹好发的2岁以下婴幼儿,更容易出现药物不良反应。作为儿科医生更加要严守"能吃药不打针输液、慎用抗生素"的治病原则。幼儿急疹的诊疗原则可总结为以下五点:

19.2.2.1 幼儿急疹是一种发生于7个月至2岁的病毒感染性疾病,是大多数孩子出生后遭遇的第一次病毒感染,孩子一般高热为3~5 d,很多孩子的体温超过40 ℃。

19.2.2.2 热退疹出是这个病的明显特征,3~5 d后骤然退热,全身出现粉红色的皮疹,不痒,疹间皮肤正常,疹子压压会退色。

19.2.2.3 目前,幼儿急疹这个病没有疫苗预防,其实这个病毒对孩子没有危害,得了发发热、出出疹也不留任何损害,也是提高了孩子的免疫力,就像打疫苗一样。

19.2.2.4 得了幼儿急疹不用怕,只要保障孩子吃喝拉撒睡玩好,药物尽量少用,不用也好,但维持孩子正常生长发育的维生素AD类的需要继续服用。

19.2.2.5 高热大于38.5 ℃方可服退热药,居室环境通风透气、舒服,发热超过2 d或出现咳嗽、呼吸不好、呕吐腹泻吃不下东西时及时就诊。

19.2.3 如何照护幼儿急疹患儿:很多时候,儿童家长因不懂儿科学知识,看到孩子生病着急,要求医生用输液等不必要的治疗措施。而作为儿科医生,如果能"晓之以理、动之以情"说服家长,不仅保障了儿童健康,还科普宣教了儿科学知识,也是为"健康中国、提高公民科学素质"作出了积极有益的贡献。

从病例二李宝宝的诊疗过程可以看出,对于罹患幼儿急疹的孩子,家长在家里好好养护、严密观察、及时复诊是避免过度输液用抗生素的关键措施。知晓以下6个方面的相关知识和养护原则,有助于家长朋友们更好地保护孩子:

19.2.3.1　首先是严密观察病情变化,勤喂水,正常地陪伴孩子,让孩子保持心情愉快,有利于病情好转,保障孩子吃喝拉撒睡玩好最重要。

19.2.3.2　保障孩子的居室环境通风透气,湿度、温度适宜。

19.2.3.3　目前,幼儿急疹这个病没有疫苗预防。其实这个病毒一般对孩子没有危害,患病发热、出疹后不留损害,就像打疫苗一样,有助于提高孩子的免疫力。

19.2.3.4　得了幼儿急疹不用怕,只要孩子的呼吸、吃喝拉撒睡及心情都好,就先不用紧张。

19.2.3.5　高热大于38.5 ℃可用退热药。

19.2.3.6　发热超过3天或出现咳嗽、呼吸不好、呕吐腹泻、吃不下东西等情况就要及时就诊。

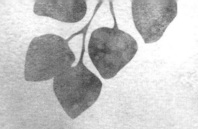

 **药物热，多见于3～7岁**
输液超过5天的儿童

药物热，顾名思义，是指使用药物引起的发热。药物热是常见的药物不良反应之一，近年来药物热的发生率有逐渐增高的趋势，已经成为儿科急诊急症中较常见的发热原因之一。因此，儿科医生和儿童家长都应该提高对药物热的认识，加强防治药物热的意识和能力。

20.1　什么是儿童药物热

儿童药物热多见于3～7岁儿童，通常发生在用药后5～10 d，少数可发生在用药后数十分钟、数小时或长达25 d以上。药物热的常见热型为弛张热、稽留热或者低热，可伴有全身不适、寒战、头痛、肌肉关节痛、肝脾及淋巴结肿大，部分患儿伴有多形性、对称性分布、有痒感的药物性皮疹。及时明确诊断并停药后，大多数患儿24 h内病情会有所好转、2～5 d内体温会降至正常。

20.2　儿童药物热是怎样发生的

很多事情说起来容易，做起来却很难。药物热的诊治更加需要儿科医生和儿童家长双方在互相信任、一切为了儿童健康的基础上达成共识，方可明确诊断、治愈疾病。由于儿童药物热缺乏特征性的临床表现，在实际工作中很难和原发病鉴别，常常被误认为是原发病未被控制、加重或者院内感染引起的发热，从而选择增加用药的剂量、种类及疗程继续用药治疗。结果是导致恶性循环，甚至发生多脏器损伤、死亡等不良后果。

其实，发热是机体针对入侵病原体的一种防御性反应，是人体为了保护自己清除异物而进行的免疫反应，就像打仗时攻击敌人的炮火。为了治病使用的药物对于儿童的机体来说都是异物，当机体把进入体内的药物当成入侵的病原体而进行免疫反应时，就发生了药物热。诊疗药物热的关键是及早发现、及时停药，诊疗药物热的困难是它隐藏在原发病中不期而至。

从理论上来说，药物热是一种过敏反应，任何药物都可以导致药物热。在临床工作中，儿童药物热最常见的是由于静脉输注抗生素引起的，以青霉素类和头孢类抗生素为多见，这类抗生素也是儿科临床诊疗疾病中最常用的。

20.3 如何诊断儿童药物热

儿童药物热，常常是伴随着应用药物治疗发热性疾病的过程而发生。那么，怎么区别是原发疾病的发热，还是所用药物引起的发热呢？儿童家长和儿科医生都要时刻注意儿童的发热与用药的关系，用药5 d以上仍然发热，或又出现了发热，特别是静脉输注抗生素后5~10 d的患儿，要注意与药物热的鉴别诊断。如果患儿在用药后，原来的发热症状缓解了，继续用药又出现发热症状，更要高度怀疑药物热。

在诊疗疾病中，如果患儿应用可疑药物5 d以上，出现下边这6种情况，要想到药物热的可能：①没有明显感染病灶的发热。②持续发热，但患儿感染中毒症状不明显，一般情况良好。③发热伴有皮疹。④过敏体质患儿，既往有食物或药物过敏病史。⑤在应用抗生素的疗程中，病情曾有改善，体温下降或正常后再度上升或热度重现者。⑥输注抗生素之后出现发热，比如日间输液日间发热，夜间体温正常。

20.4 如何治疗儿童药物热

药物热一般无需特殊治疗，最好的治疗方法是停用一切可疑药物，给予尽可能简单的对症支持治疗，比如多饮水、口服维生素、益生菌抵抗药物的不良反应，同时严密观察病情变化。一旦怀疑为药物热，在权衡利弊、确保患儿安全的前提下，及时停药观察，如果24 h内发热有所好转、2~5 d内体温会降至正常，即可明确诊断，也达到了治愈的结果。

20.5 如何预防儿童药物热

20.5.1 尽量不用药、少用药：预防药物热，简单来说，最好的办法就是尽量不用药、少用药，特别是容易致敏致病的抗生素类药物。

20.5.2 严格掌握药物的应用指征：在儿科疾病诊疗中，要积极明确病因诊断，严格掌握药物的应用指征，重视抗生素类药物的应用指征和不良反应。对于儿童常

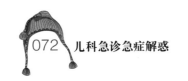

见的上呼吸道感染等病毒感染性疾病,更应特别注意谨慎用药。

20.5.3　注意过敏史: 在儿科临床诊疗中,注意询问病史,对于既往有药物或食物过敏病史的患儿,更要严格把握用药指征,注意回避既往过敏的药物。

20.5.4　及时停药: 对有用药史且没有其他明确原因的发热,应考虑药物热的可能,及时明确诊断、停药治疗。

20.5.5　加强科普宣教: 提高儿童家长和大众对药物热的认识。

20.6　儿科急诊药物热病例分享及解惑

20.6.1　病例分享: 4岁女孩,以"发热半个月余"为主诉就诊于儿科急诊。

主诉:发热半个月余。

现病史:半个月前出现发热,每天体温39℃以上持续至就诊时,伴头痛和食欲差。先后在某地4家县市级医院住院治疗,每天均联合应用抗生素和抗病毒药物治疗,曾输注丙种球蛋白2天,近4天输注药物每天有8种,包括"头孢曲松、阿奇霉素、病毒唑、阿昔洛韦、清开灵、炎琥宁、细辛脑、地塞米松",但病情无好转且渐加重。

体格检查:发热消耗面容,神志清,精神差,面色苍黄,颈软无抵抗,咽稍红,舌苔厚,双侧扁桃体轻度肿大,心肺无异常,腹软,肝脏肋下2.5 cm,边钝质韧,神经系统检查无异常发现。

儿科医生:孩子发热已半个月,多种药物治疗均无效,目前已有肝脏损伤,病情较重且复杂,需住院严密观察诊疗,马上给你开住院证!

儿童家长:我们是你们医院某某介绍找你的,她忙完就来,你再给看看再决定是否住院吧,我们已住了几次院了!

某某是本院放射科的医生。按常理,儿科医生应该坚持让孩子住院治疗,因为疑难患儿在门诊短时间内明确诊断不容易,若不收住院延误了孩子的病情首诊医生是要负责任、担风险的。在目前医患关系紧张的特殊医疗环境下,这样的责任越发压得让人喘不过气来。

时间紧,后边还有许多焦急排队候诊的患儿及家长,无法做更多的解释,儿科医生想了想对小孩父亲说:"你去给孩子化验一下血常规再说吧!"半小时后,儿科医生的同事陪着患儿一家回到诊室,带来的化验结果是:血常规无异常显示。

儿科医生:让儿科医生的同事看了看患儿近日所用药物的清单,放慢语速说:"目前患儿发热、肝脏大,不能排除药物性,但也有可能是少见病原体感染或恶性疾病、风湿类疾病引起,要马上搞清楚不容易,还需做许多辅助检查和治疗观察,遵照先简单后复杂的原则,可先停用一切可能致敏、治病、致热、损伤肝脏的抗感染药物,只需要口服维生素C和清热解毒、调节免疫力的药物，观察3天之后再做进一步的诊断和治疗。"儿科医生的同事和患儿家长都同意这个方案，他们满意地拿着处方离开了诊室。

看着他们离开诊室，儿科医生心里清楚，她的同事还要向患儿家人解释许多问题，特别是为什么不继续使用更强效的抗感染药物。儿科医生深信自己的判断，即从患儿目前临床表现看，肝脏增大和持续发热是由药物引起的可能性很大，可疑考虑"药物热"这个诊断，而这将在3天后确诊。

但是，如果不是"药物热"，即便是这3天孩子病情无恶化，将来家长追究起来，抱怨这3天没有进行积极诊疗，儿科医生将作何解释呢？患者怎能知道那快速闪现在儿科医生脑海中的药理学和病理生理学知识，这些知识、经验，经过了多年的积累，已经能够帮助儿科医生对复杂的病情做出较准确的判断，但人体的复杂性和医学知识的多变不确定性他们能理解吗？儿科医生能简单地用"良心"二字使人信服吗？

3天后，家长带着孩子来复诊。一见面，爸爸妈妈就高兴地说："看我家小孩子像换了个人，也不烧了，脸色也好了，也能吃了！"儿科医生也高兴地逗着孩子，为孩子做了全身体格检查，发现患儿肝脏已变小，肋下1.5厘米，边锐、质稍韧，基本恢复正常。儿科医生不禁感叹：儿童的生命力是最旺盛的，短短的3天时间，在没有医源性损害的情况下，依靠增强孩子自身的修复能力，就有了这么明显的好转，但她怎知这3天时间是多么不易啊！

15天后，儿科医生拨通了患儿家长留下的随访电话，电话那端传来了远在千里之外患儿父亲感激的话语："小孩一切都好，能吃能玩，前几天受凉感冒发热了一次，吃了点中药，两天就好了，谢谢您！"放下电话，儿科医生在欣慰之余，心中更多的是感慨和反思：假若小女孩不是由儿科医生的同事陪同来诊疗，在2周前，面对那么复杂的病情，即便是儿科医生想到了"药物热"这个诊断，但儿科医生有没有胆量让她停用一切抗感染药物？小女孩的家长是否会对儿科医生有足够的信任，在病情越来越重的情况下，遵从儿科医生的医嘱，停用半个月来越用越多、越用越高级的抗生素呢？让患儿停药观察，不仅需要医疗知识、技术和经验，更需要儿童家长和儿科医生双方共同担当风险的勇气和爱心。

这个病例发生2007年6月，在随后的职业生涯中，儿科医生又诊断和治疗过无数的药物热患儿，经验也越来越丰富，但这个4岁小女孩的成功救治诊疗过程令儿科医生反复思量，终生难以忘怀。

10年后的2018年9月，一7岁男孩"发热输液14天"的诊疗过程也有点复杂，按照"药物热"停药治愈后，患儿父亲在好大夫在线网络平台发的感谢信表达出了诊疗过程的不易，原文摘抄如下：

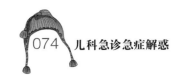

徐主任依据多年经验推测为药物热，是您让孩子重生！在山东住院高热14天，一直39℃以上，用了抗生素等，小孩身体大部分检查都查了，怀疑白血病或肿瘤，要求转院，当天预约徐主任电话，徐主任耐心地给患儿家长分析怀疑是药物热，到上海徐主任见到孩子后，现场仔细观察，看孩子很精神，根据多年经验推测是用药导致，药物热，患儿家长要求住院，她说住院加检查浪费钱，又耐心分析，劝患儿家长，让找个便宜宾馆住3天，带孩子散散心，不行再住院。第三天孩子发热真的退了，责任与良心，如果当时没碰到您这样有经验的专家，孩子又要做骨穿，又要淋巴活检，得受多大罪，凭世界上最好的设备和药，也查不出原因，一直用药就一直高热，后果都不敢想，感谢您担责，感谢您视患儿为亲人，无以为报，全家人感谢您。

20.6.2 病例解惑：这个4岁女孩发热输液15天了，咋仍不见好呢？

【病例诊疗经过】

儿科医生：您好，孩子多大了？怎么不舒服了？

儿童家长：医生您好，孩子4岁了，发热15 d了，前边已经看了3家医院，住院2次了，每天都输好几瓶液体，已经输液15 d了，咋仍不见好呢？

儿科医生：发热15 d了，输液用了多种药物治疗仍不见好，确实应该好好回顾下诊疗经过，仔细寻找下病因，找准了病因，治疗才会有效。您把孩子这段时间的就诊经过和治疗情况再详细地说下，把之前的病历和化验检查资料给我。我看看，我们一起分析判断下孩子发热的原因。

儿童家长：孩子15 d前出现发热，同时有点咳嗽、流鼻涕、头痛、吃饭不好，体温高到39℃以上，我们马上就去医院看了。医生看了看，说是咽喉部发炎了，给化验了血象，不高。但孩子发热太高，吃药又困难，怕耽误病情，就输液了。每天输液3瓶，有头孢和中药。

输液3 d有点好转了，体温正常了，医生说可以吃药再巩固2 d，我们说孩子不吃药，就再输液2 d巩固吧。继续输液2 d后，也就是总共输液5 d后，孩子又发热了，第一家医院这个医生说还要再抽血化验、拍胸片等。孩子咳嗽也不重，呼吸好好的，拍啥胸片呀？

我们就又换了一家医院，医生看看孩子的病历、听听胸部后说："胸片可以暂时不拍，但血还要查，还要再查个尿。"查出来血象比发热第一天那个稍高一点，尿没问题，医生说可能是细菌感染加重了，或者合并有支原体感染了，就换了个头孢，又加了阿奇霉素，说是联合用抗生素抗感染，每天需要输液4瓶。由于这个医院离家远，我们就住院输液治疗了，住院后又抽血化验了肝肾功能也没事，心肌酶化验也正常。这样一直输了5 d，体温仍然不见好转，医生说这个治疗方案看来没效，需要进一步再检查，再找病因，或者让我们到更高级别的医院进一步检查。

我们就带孩子到了当地最好的儿童医院，医生说发热10 d了，输液10 d仍然不见好转，看来病情复杂，住院治疗吧，住院可以更全面的检查，也更有利于观察病情变化。

住院后又抽血做了全套检查，包括心、肝、肾功能，血培养、尿培养也做了，还做了腰椎穿刺、骨髓穿刺、化验了血液病项目，胸片也拍了。在等待结果中，医生说孩子发热这么高、这么久，既往输注那些头孢和阿奇霉素既然都没效果，就不能再用了。换一种更高级别的头孢联合一个新型的青霉素输液，再加点营养液，每天输液5瓶。

输液2 d后仍发热，医生说孩子抵抗力太差了，又输了2 d丙种球蛋白，但是输了丙球这么贵的药孩子仍然发热，真是急坏我们了，当然你们医生也都很着急。这样每天输液5瓶，又输液5 d仍然发热。所有的化验结果都出来了，医生说还好孩子没有血液病等严重疾病，但是仍然没有找到发热的原因，所以输这些液体、花这些钱，仍然都是没用的，孩子的肝功能有点异常了，医生说也许是发热引起的，也许是输这些药物的不良反应。

输液10 d了，每天不停地输这么多药，病没治住，却伤了孩子的肝脏。医生都很好，我们出院来这里看病前，医生把孩子的病历资料都给复印整理好让我们带上。医生您看，我们下边怎么办呢？

儿科医生：是的，医生和家长一样都是为了孩子好，都希望尽快找到病因、有效治疗，找到病因才能治好疾病。你们真的是很负责的家长，把孩子的疾病和看病过程记得这么清楚。但是，有时候疾病太复杂，特别是经过很多治疗无效的疾病往往更复杂。

目前，孩子这15 d的发热，已经输液治疗15 d了仍然不见好转，我们确实应该好好分析下，是特殊疾病引起的或是药物引起的，这15 d的发热是一个病因或者是多个病因，多个病因是同时作用或是先后作用。我们找病因就像找"敌人、坏蛋"一样，是一个敌人还是多个敌人，多个敌人是同时害孩子还是先后换班来害孩子。

儿童家长：对的、对的，医生您说是一个"坏蛋"还是多个"坏蛋"？他们是怎么伤害我们孩子的？

儿科医生：有点复杂，所以我们必须弄清楚孩子发病、治疗这15 d的详细情况，厘清思路，才能发现真正的"坏蛋"，找不准病因输液只能伤害孩子，却不能打住"坏蛋"。您诉说治疗经过时，我边听边认真仔细看了孩子这些病历资料。

15 d来，孩子确实受了不少罪，除了每天扎针输液外，还要承受抽血、穿刺的痛苦，更难受的是发热仍在继续伤害孩子。孩子这厚厚的病历资料中，除了白细胞时高

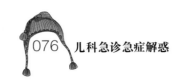

时低、肝功能最后1次轻度异常外都没有其他异常问题,最起码目前我们不用去考虑脓毒症、颅内感染、恶性血液病等严重疾病。我也给孩子做了仔细的体格检查,一般情况还可以,这段时间孩子吃喝拉撒睡玩变化明显吗? 身高体重还在长吗?

儿童家长:变化不太明显,有时候会有点拉肚子,医生说是输液输的,让吃益生菌、多喝水就好了。我们也在想,发热这么长时间了,对孩子吃喝拉撒睡玩好像影响不大,就是打针时哭哭,哭累了睡得更香,身高体重长得不明显,总共才15 d,但也没瘦。

儿科医生:嗯嗯,总体来说,孩子的一般情况也还可以。孩子5 d前刚刚抽血、穿刺、拍片做了全面检查,今天再复查估计变化也不会太大。儿童发热最常见的是病原微生物引起的感染,如果是病毒性的,不需要输液用药,如果是细菌性的,目前一般抗生素都用过了,无效,再用估计仍然无效。

还有一种发热其实也常见,特别多见于治疗比较积极的孩子,你们听说过药物热吗?

儿童家长:听说过,之前也有医生说这孩子的发热是否是药物引起的,但是,我们刚开始发热前是没有用药的呀?

儿科医生:所以,我们需要弄清楚这15 d的发热是一个病因或者是多个病因? 多个病因是同时作用或是先后作用? 我们找病因就像找"敌人、坏蛋"一样,是一个"敌人"还是多个"敌人"? 多个"敌人"是同时害孩子或是先后换班来害孩子?

儿童家长:有道理、有道理,那么,我们开始发热是没有用药的,怎么解释?

儿科医生:您刚才说得很清楚:最开始孩子有点咳嗽、流鼻涕、头痛、吃饭不好,体温高到39 ℃以上,医生看了看,说是咽喉部发炎了,血象不高,因为吃药困难,就输液了,最开始输液3 d有点好转了,体温正常了,医生说可以吃药再巩固2 d,我你们说孩子不吃药,就再输液2 d巩固吧。继续输液2 d后,也就是总共输液5 d后,孩子又发热了。

我怀疑,最开始的3 d发热是一般的上呼吸道感染,也许吃点清热抗病毒的药就好了,甚至不吃药,保障孩子吃喝拉撒睡玩好,3～5 d也就好转了。输液5 d后到现在的发热,也许是药物性的,所以越用药越严重。

儿童家长:哦,真的可能是这样啊,如果是这样就太好了,就不用担心恶性肿瘤、血液病、脓毒败血症这些吓人的疾病了。那么,这个药物热如何治疗呢? 我们能否先按照药物热治治看看?

儿科医生:可以呀,药物热的治疗很简单,就是停止用药,特别是停止输液用药,因为输液用药更容易导致药物热。

儿童家长:孩子还在发热,能停止输液吗? 我们来您这里看病还怕耽误了治疗,是那里的医生加班给我们输完今天的药,我们才敢坐车来!

儿科医生：如果孩子真的是细菌感染性疾病，孩子目前输液用的抗生素是不能随便停掉的，但是，如果不是细菌感染，或者目前用的抗生素对于孩子感染的这个病原体没效果，就必须停掉，或者更换抗生素。

儿童家长：可否换上更好的抗生素试试？

儿科医生：目前，孩子已经换了3次抗生素输注15 d了，发热无好转，而且所有的辅助检查和体格检查都没有发现明确的致病细菌或者感染病灶。仔细回顾下孩子的病史，我更加怀疑药物热。但是，目前还不能确定，停药3 d后孩子好转了，就可以确定了。

儿童家长：好好，我们听您的，如果是药物热，当然是目前最好的结果了。那么，下边怎么治疗呢？怎么确定是药物热呢？

儿科医生：如果您愿意和我一起承担点风险，给孩子一个休养身体、恢复健康的机会，我们给孩子停药3 d，观察下病情变化，可以吗？

5 d来刚做了那么多检查化验，今天就不抽血化验做检查了，3 d后若仍然不见好转，我们再收住院，再全面检查进一步寻找病因，可以吗？孩子你说可以吗？

4岁女孩：可以呀，我最讨厌输液用药了，输液打针时最难受，还不能出去玩。爸爸妈妈总是骗我，说忍下痛，输完液就不发热了，我忍了那么多次了，但还是发热，已经不想忍了。可以不输液了，太好了！

儿童家长：可以、可以，能够不用药观察，当然可以了，孩子也不这么输液遭罪了。那么。我们给孩子吃点什么呢？我们总不能看着孩子发热，什么都不做吧？

儿科医生：您会记录孩子的病情变化吗？就是用流水账的方式，记录孩子的吃喝拉撒睡玩、发热、咳嗽、吃药等所有的日常活动，时间要记下，几点几分发生的事要记录清楚。

儿童家长：会的，之前的医生教过我，现在的医生真的都很好。

儿科医生：嗯，太好了，那么，这3 d要做的事情如下：

第一，在医院附近找个舒适方便的宾馆住下，陪孩子吃好玩好睡好，多喝水，一句话，保障孩子吃喝拉撒睡玩好。当然，首先你们大人也要放松心情，吃好玩好睡好。可以适当多一点室外活动，在温暖阳光下活动活动，有利于孩子身体健康。

第二，记病情日记，用流水账的方式，记录孩子的吃喝拉撒睡玩、发热、咳嗽、吃药等所有的日常活动。用纸或者手机记事簿，都可以。

第三，为了孩子我们共同努力，辛苦就诊、养护、喂药、观察病情变化等更多辛苦还需您耐心。若孩子呼吸、吃喝拉撒睡及心情都好，不用紧张。高热大于38.5 ℃可用点退热药，若出现任何您认为病情加重的情况，及时复诊。医院儿科24 h全天候都接

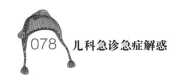

诊,我不在医院时,您挂其他医生的号看。

第四,停止静脉输液,也停止口服抗生素。可以吃点维生素类和益生菌类的药物,抵抗下这几天用的抗生素的不良反应。

第五,若一切都顺利,3 d后带着孩子和病情记录在复诊。

儿童家长:好的,我们就这样遵照您的医嘱!

（3 d后）

儿科医生:孩子这3 d怎么样呀？有没有来看急诊呀？来,我再给孩子检查检查身体。

儿童家长:没有来看急诊。好多了,您看我的记录啊,一天比一天好,昨天下午3时到现在,体温都正常。还真是您说的药物热。也就是说停药了,孩子就好了,真后悔当初输液呀。

儿科医生:嗯,您把孩子的病情记录得真好、真仔细,病情是一天比一天好,我看孩子现在是比3天前健康多了。普通的病毒感染,输液是没有好处的,治病的原则是能吃药不打针,更不能轻易输液。治疗级别越高,不良反应越大,因此,国家一直在控制输液率,提倡尽量少输液呢。

儿童家长:是呀,本来就可能是当初医生说的简单呼吸道感染,吃点药就好了,或者输3 d体温好转了就不输了,也不会有后边这10多天的一大堆事了。

儿科医生:是的,家长总是想着多给孩子点,给孩子最好的治疗,有时不一定就对孩子好呀。

儿童家长:今天,我们还做什么？

儿科医生:既然好了,就不用住院做进一步检查了,也不用抽血、穿刺做细菌培养了。再简单复查下血常规和尿常规,若没有问题,就可以回家了。

儿童家长:好的,这样可太好了!

1 h后,血常规和尿常规结果出来了。

儿科医生:嗯,很好呀,血常规和尿常规结果都正常啊。那么,目前就可以明确诊断药物热了,继续目前的处理,15 d后再抽血复查下肝功能。肝功能好了,孩子就痊愈了。你们可以回家了,若一切顺利,15 d后在家附近医院化验下肝功能即可。若中间出现意外,又发热了,再来我院看也可以。

儿童家长:好的,医生,我们就回家了,必要时再找您看。谢谢医生!

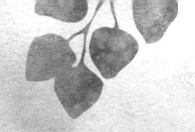

 扁桃体炎，5岁男孩反复看急诊是免疫力差吗

急性扁桃体炎是儿科医生继续教育中最需要学习的一个儿童常见病，细菌性扁桃体炎必须规范、足疗程应用抗生素，才能避免反复发作。

21.1 如何正确认识儿童急性扁桃体炎

在医学院校教育阶段医学生学习的《儿科学》教材中，只在"急性上呼吸道感染"这一节课中把扁桃体炎作为一个亚类提及，阐述病因时教材中写道："各种病毒和细菌均可引起，但90%以上为病毒。病毒感染后可继发细菌感染，最常见为溶血性链球菌，其次为肺炎链球菌、流感嗜血杆菌等，近年来肺炎支原体亦不少见。"所以，急性上呼吸道感染以对症支持治疗为主，避免滥用抗生素。

近年来，大家越来越重视医疗安全，国家对抗生素的临床应用也严加监管，药占比和抗生素使用率被作为考核各级医生临床技能的指标之一。作为一名在临床一线工作了30年的儿科医生，深刻体会到抗生素监管对促进普通病毒性上呼吸道感染的规范治疗起到了很好的作用，但同时也见到很多反复扁桃体炎多次看儿科急诊的患儿是因为没有规范应用抗生素所致，而不是因为免疫力低下。在此，患儿家长和儿科医生都需要不断积累经验，首先记住以下5点。

21.1.1　**分类**：急性扁桃体炎是指儿童张开口腔可以看到的腭扁桃体的炎症，分为充血性和化脓性两类。

21.1.2　**表现**：小儿上呼吸道感染时可伴有急性充血性扁桃体炎，表现为扁桃体表面黏膜充血、肿胀，大多无渗出物，一般诊断为上呼吸道炎而不单独诊断扁桃体炎。

21.1.3　**发病年龄**：急性化脓性扁桃体炎是由化脓性细菌引起的腭扁桃体炎，多

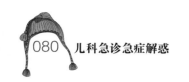

见于学龄前和学龄期儿童,婴幼儿少见。

21.1.4 病原菌:引起急性扁桃体炎的细菌中乙型或甲型溶血性链球菌占多数,葡萄球菌、肺炎链球菌、流感嗜血杆菌亦可致病。

21.1.5 治疗方法:治疗细菌感染引起的急性扁桃体炎的关键措施是规范、足疗程的抗生素应用,通常需要维持7~10 d。

21.2 急性扁桃体炎病例诊疗经过

这个5岁男孩反复因扁桃体炎看急诊,引起了爷爷奶奶、外公外婆的担忧,爸爸妈妈也越来越忧心忡忡。家长的担心和忧虑很多,担心抗生素的不良反应,担心疾病损伤身体,担心孩子抵抗力差,也用了很多提高免疫力的药,但孩子的扁桃体还是越来越频繁地反复急性发作,而且经常夜间发作。

儿科医生:孩子哪里不舒服啊?

儿童家长:孩子3天前夜间突然"发热、咽痛、呕吐、腹痛",看了急诊,血象很高,做了腹部B超没问题,输液2天好了,您看下面该如何治疗? 如何预防孩子再发作? 孩子的免疫力有问题吗? 您能给配点提高抵抗力的药吗?

儿科医生(边问诊边给孩子做体格检查):孩子体温最高多少? 现在"发热、咽痛、呕吐、腹痛"都好了吗? 我看了,孩子的咽部充血明显,双侧扁桃体均为Ⅱ度肿大,心肺无异常。腹软,无压痛。

儿童家长:最高40 ℃,输液2天"发热、咽痛、呕吐、腹痛"都好了,现在全好了,我们孩子近2年来反复这样已经10来次了,每次都是夜间发作,晚上吃饭还可以,夜间就突然"发热、咽痛、呕吐、腹痛",每次都是看急诊输液2天就好了。

我们这次找您看,主要是想请您看看孩子的免疫力有问题吗? 我们该如何预防孩子再发作? 您能给配点提高抵抗力的药吗? 我们之前也吃过很多提高抵抗力的药,中药、西药类提高抵抗力的药都吃过,人参、乌鸡、虫草类保健品也吃过。也有医生说我们是给孩子补多了上火导致孩子又扁桃体发炎了,但每次发作输完液体后感到孩子退烧后很虚弱,就想给孩子用点提高抵抗力的补补。

医生,您看我们孩子下面该如何治疗呢? 用什么提高抵抗力好呢? 您看看孩子之前的化验单,我们什么都查了,包括免疫力了。

儿科医生:为什么要专门用提高抵抗力的药呢? 我看了孩子的化验单,之前化验的心肝肾功能、免疫力的结果都正常,说明孩子是个免疫力正常的健康男孩,您看孩子长得多帅气多聪明。

对于免疫力正常的孩子,没有必要用提高抵抗力的药,用了也不会有大的改善,因为不需要啊。

儿童家长:那么,我们接下去该如何治疗呢?

儿科医生:你看,孩子2天前的血常规化验显示炎症指标很高,目前静脉输注抗生素2天病情好转了,更加明确孩子的扁桃体炎是细菌性的,也可以叫化脓性的。目前,最重要的是评估下孩子的炎症程度,治病的原则是能吃药不打针,若孩子的病情可以口服抗生素维持就不要输液了。先去复查个血象吧。

(家长带孩子复查好血常规回诊)

儿童家长:您好医生,孩子的血象接近正常了,我们是否可以停用抗生素了?大家都在说抗生素不良反应大,尽量少用啊。

儿科医生(看着孩子的化验单):是的,血象明显好转了,用抗生素前后血象的变化进一步支持孩子的病是细菌感染引起。5岁是孩子细菌性扁桃体炎的好发年龄,不用紧张,规范治疗,渡过难关,孩子仍然是很健康的。

抗生素必须足疗程规范应用,这是预防复发的必要措施,有效抗生素治疗至少要10天。已经输液2天,最少还需要口服8天,否则,容易复发。

儿童家长:哦,医生您说抗生素用时间长点可以预防复发?不是说抗生素伤身体吗?伤了身体、抵抗力差了,不是更容易生病吗?

儿科医生:你们的想法很有代表性,很多家长都有这样的担心,我们医生也在努力明确诊断,尽量避免滥用抗生素。

但是,治病是在保障孩子健康的基础上权衡利弊得失后选择的,细菌性扁桃体炎必须应用抗生素而且要规范足疗程应用。

前几次你们是不是提前停止用药呢?

儿童家长:我们看孩子已经又吃又玩,病已经好了,就不再给他吃药了。对了,医生,我们这样做错了吗?孩子扁桃体反复发炎,是不是需要经常换药才可以呢?还有,能不能不用抗生素?哪怕用一些贵的药也没问题啊。老这样反复,我们挺担心的!

儿科医生:扁桃体上有许多较深的小窝,病原体隐藏较深,极容易形成病灶,抗生素需要较长时间的有效治疗才能彻底治愈。如果中途停药,就无法全部根除病菌,还有可能产生耐药性,这有可能是导致孩子扁桃体反复急性发炎的原因之一。孩子生病要适当用药,特别是抗生素的应用要谨遵医嘱,不能一概排斥啊!

儿童家长:谢谢医生,我们明白了,这次我们用够一个疗程的药,看看效果如何吧。另外,孩子扁桃体炎;发热、咽痛可以理解,为何会呕吐、腹痛呢?害得我们做了很多次腹部B超。

儿科医生:腹部B超也没啥不良反应,看看排除下阑尾炎、肠套叠等儿童常见的

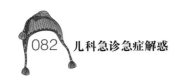

急腹症也就放心了。

扁桃体发炎在咽部,而咽部炎症刺激会导致孩子恶心呕吐,同时也会导致孩子胃肠道功能紊乱,引起腹痛;另外,扁桃体发炎还会导致颈部、肠系膜等部位的淋巴结肿大,淋巴结是机体抗感染的斗士,也是导致腹痛的原因之一。

儿童家长:谢谢医生,我们这次遵医嘱,再口服抗生素8天看看。

儿科医生:好,信任医生,把治疗方案落实好,就是最简单、实用的治病方法!8天后若一切都好,直接停药即可。

儿童家长:好的,我们听您的。另外,孩子为何总是夜间突然发病呢? 一发作就那么重,我们怎么能早发现呢?

儿科医生:疾病的发生发展都有个过程,但孩子小,感觉不准确、又不会表达,再加上5岁的孩子白天都在幼儿园,玩耍开心了就更感觉不到身体不舒服了。当然,急性发作也是儿童急性扁桃体炎的一个特点,也许是夜间更加易被家长注意到。

以后多留心孩子咽部不适的早期表现,发现声音沙哑、食欲差、吃喝拉撒睡行玩等这些日常活动中任何和平常不一样的变化,都及时就医。

儿童家长:好的,谢谢您医生!

(1个月后)

儿童家长:您好啊,医生,1个月前我们遵照您的医嘱服药巩固了8天,果然孩子一天比一天好,现在停药1个月了,没有复发,之前坚持不了1个月的! 今天来复查,是发现孩子这2天声音有点比平常低了,幼儿园老师也说他吃饭少了,担心再发作。

儿科医生:好啊,这样做其实是很有道理的,因为细菌感染性疾病贵在早发现、早治疗,在疾病发作前早发现、早治疗,不仅可以少用药减少药物的不良反应,也避免了疾病发作对身体的伤害。来,我给孩子仔细做个体格检查。

儿童家长:好的,宝宝张开嘴巴,好好配合医生,啊……

儿科医生:好,配合得不错,宝宝真能干! 扁桃体是有点发红了,而且口腔有异味,应该是快要发炎了,可以吃3～5天抗生素早期治疗下,若吃上抗生素孩子好转了也是明确诊断的一个依据。早期还没有发热时治疗3～5天即可,这样避免了疾病发作后的很多必须面对的损害。

儿童家长:好的,我们听您的。

21.3　病例解惑

21.3.1　急性扁桃体炎的临床表现

21.3.1.1　急性起病,症状轻重不一,全身症状可有畏寒、发热,体温达38～40℃,

头痛、全身酸痛不适、食欲差、便秘。

21.3.1.2 常伴有食欲差、恶心、呕吐、腹痛、腹泻等胃肠道不适症状。

21.3.1.3 咽喉干燥、咽痛，从一侧延及两侧，吞咽或咳嗽时咽痛加剧。

21.3.1.4 体格检查可见软腭、悬雍垂、舌腭弓充血水肿，扁桃体红肿增大，表面有黄白色滤泡或脓点，扁桃体隐窝有黄白色或灰白色点状渗出物。

21.3.1.5 颈部、颌下可触及淋巴结肿大，有触压痛。

21.3.1.6 部分患儿皮肤可有猩红热样皮疹。

21.3.2 细菌性扁桃体炎诊断依据

21.3.2.1 临床表现和体格检查。

21.3.2.2 实验室检查：外周血象白细胞增高，中性粒细胞增高。扁桃体分泌物培养可获病原菌阳性结果。

21.3.2.3 抗生素治疗有效。

21.3.3 细菌性扁桃体炎的治疗原则

21.3.3.1 一般治疗：对症支持治疗，适当休息，尽量让儿童开心愉快，高热降温，适当多饮水，依据儿童的需要给予流质或半流质饮食。

21.3.3.2 抗生素治疗：选用青霉素、阿莫西林，第一代头孢菌素如头孢拉定、头孢唑啉、大环内酯类抗生素亦可选用。口服或静脉滴注，同时应根据咽拭子培养药敏结果调整抗生素，应根据病情给予足够疗程，溶血性链球菌感染者应维持抗生素7～10 d。

21.3.3.3 局部治疗：对较大小儿可用温盐水漱口或给予含片，有助于减轻疼痛。

21.3.3.4 中药治疗：可依据中医辨证施治原则，选用一种适当的清热泻火、解毒消肿的中药口服，避免静脉输注中药，也尽量避免口服多种同类中成药。

21.3.4 细菌性扁桃体炎的并发症

21.3.4.1 常见的：扁桃体周围炎、咽旁感染、颌下淋巴结炎等。

21.3.4.2 炎症亦可延及邻近器官：中耳炎、急性鼻窦炎、急性喉气管支气管炎等。

21.3.4.3 免疫损伤性：溶血性链球菌致病菌感染可导致急性肾小球肾炎、风湿热等疾病。

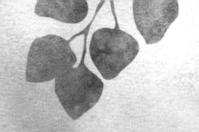

 急性喉炎,8月龄男孩口水突然增多吓坏了医生

流口水,经常被视为儿童时期的正常生理现象,家长大可不必忧心忡忡,急忙赶往医院去诊治。但事情又有两面性,有时孩子口水突然增多也许是要命的严重问题!生理现象与病理现象,理论上可以区分,实际中要区分清楚,确属不易。如果孩子平常口水不多,但突然大量流口水,加上状态不太好,这时家长必须重视,甚至要把事情想得复杂一些,尽快去医院!因为,急性发生的流口水可能是需要积极治疗的口咽部急性炎症,如急性口腔炎、舌炎、扁桃体炎、咽峡炎、咽喉炎等。

【诊疗经过】

2018年5月的一天,儿科急诊室接诊到一个因口水突然增多就诊的8月龄男孩,至今回想了整个诊疗过程,仍有很多后怕和担忧。

那天,家长按照常规诊疗程序,带着孩子挂号、候诊、排队、走进诊室,刚接诊时儿科医生常规问诊:"孩子怎么不舒服了?"家长也是平静礼貌地说:"有点咳嗽、声音有点哑,这会儿口水有点增多了,也不吃东西,您看是怎么了?"

"来,我给孩子做个体格检查!"儿科医生写完家长诉说的病史,转身来给孩子做体格检查,见到孩子呼吸急促、烦躁不安,但口唇红润,又听到孩子沙哑的哭声中带着喉鸣,马上紧张地跳起来,紧急给孩子肌内注射了一针地塞米松,同时急促地告诉家长:"孩子是急性喉炎,孩子突然口水增多是呼吸困难、吞咽困难的表现,需要紧急肌内注射激素缓解喉头水肿!这种情况您可以不用这么排队,您可以说孩子声音变调提前就诊的,因为这个病进展很快,若再进展出现缺氧、口唇发青,就容易留下后遗症。"

本来平静的家长,被儿科医生这么紧急处理弄得害怕起来了。还好,肌内注射地塞米松后，孩子很快呼吸顺畅了。儿科医生又安慰着惊慌失措的家长："还好，孩子口唇一直是红色的，尽管呼吸急促、吞咽困难、拒绝吸奶，但没有缺氧，就不会有后遗症，急性喉炎就怕喉梗阻导致缺氧。这会儿好了，孩子呼吸顺畅了，但还要简单查个血常规，可能需要输液治疗。"随后，按照急性喉炎的诊疗常规，给孩子进行了急症留观输液治疗。

5天后，这个急性喉炎的孩子又被爸爸妈妈带来复诊，孩子的声音、呼吸等均已恢复正常，哭声有力、精神愉快。从家长感激的眼神和简短的"谢谢"两字中，儿科医生能体会到他们已经明白了那天孩子的生命遇到了什么危险、又经历了什么。婴幼儿时期免疫力低下，喉部呈漏斗形，喉腔较窄，声门狭小，软骨柔软，黏膜柔嫩而富有血管及淋巴组织，由于这些呼吸道的解剖和免疫特点，轻微炎症即可引起声音嘶哑和呼吸困难，咽喉部炎症时易充血、水肿而出现喉梗阻。

【病例解惑】

很多急性疾病，发病过程凶猛迅速，幼小的儿童又不会准确表达病情，此时此刻，家长对孩子的细心养护、认真观察十分重要，医生的经验丰富、能够快速正确诊断治疗也很重要。生命如此脆弱，生命轨迹中有很多偶然性，家长的伟大之处，在于及时发现孩子的异常，并做出快速适当的反应；医生的伟大之处，在于及时发现孩子面临的危险并做出准确的诊断。医患双方均需要用自己的真心、仁心，为幼小的生命保驾护航。

22.1　什么是急性喉炎

急性喉炎由病毒或细菌感染引起的喉部黏膜急性弥漫性炎症。一年四季均可见，冬春季节多发，且多见于婴幼儿。由于小儿喉部解剖特点，炎症时易充血、水肿而出现喉梗阻。

22.2　急性喉炎如何诊断和评估病情

急性喉炎起病急、症状重，临床表现以犬吠样咳嗽、声嘶、喉鸣、吸气性呼吸困难为特征，可伴有发热、吸气性喉鸣和三凹征，严重时可出现呼吸困难、发绀、流口水突然增多、吞咽困难、烦躁不安、面色苍白。当出现上述临床表现时，要立即想到急性喉炎这个疾病，再进一步依据患儿吸气性呼吸困难的轻重评估下喉梗阻的轻重。

急性喉炎喉梗阻分为四度：

Ⅰ度　患儿于活动后出现吸气性喉鸣和呼吸困难，肺呼吸音及心率无改变。

Ⅱ度　患儿于安静时亦出现喉鸣和吸气性呼吸困难，肺部听诊可闻及喉传导音

或管状呼吸音,心率加快。

Ⅲ度　患儿除上述喉梗阻症状外,因缺氧而出现烦躁不安,口唇及指(趾)发绀,双眼圆睁,惊恐万状,头面部出汗,肺部呼吸音明显降低,心率快,心音低钝。

Ⅳ度　患儿渐显衰竭、昏睡状态,由于无力呼吸,三凹征可不明显,面色苍白发灰,肺部听诊呼吸音几乎消失,仅有气管传导音,心律不齐,心音钝、弱。

22.3　急性喉炎如何治疗

首要任务是尽快及时地保持孩子呼吸道通畅,可依据病情轻重缓急,口服泼尼松,肌内或静脉注射地塞米松或氢化可的松;同时对于鼻塞气促严重者可用1%～3%麻黄素和糖皮质激素超声雾化吸入,以促进黏膜水肿消退。

其次是控制感染,及时静脉输入足量抗生素,一般给予青霉素、大环内酯类或头孢菌素类等,严重者予以两种以上抗生素。同时给予吸氧等对症治疗。积极治疗尽量避免气管切开,但是对于经过规范处理仍有严重缺氧征象或有Ⅲ度以上喉梗阻者,应及时行气管切开术。

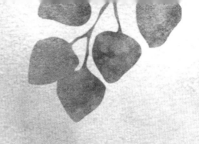

 孩子得了急性气管炎,是被之前的"上感"诊断耽误了吗

在儿科急诊室,疲惫不堪、连续不断地接诊焦躁不安的家长和惊恐哭闹的患儿中,时不时还得接受家长朋友们的抱怨和指责,所有的儿科医生都在透支生命中用极大的耐心、宽容和理解去帮助这些可爱的孩子们,因为,"儿科强,儿童强,中国强"这也是儿科人坚守儿科的情怀使然。但是,忙乱忙乱,越忙越乱,儿科医生和孩子及其家长共患难的忙乱中,候诊的拥挤焦虑、孩子的病痛哭闹,催生的不良情绪都只能对着眼前这些能见到的儿科医生发泄了! 这个儿科急诊室的故事发生在2017年12月。

【诊疗经过】

这天,儿童家长带着8个月的张宝宝看病时心情就特别郁闷,见到儿科医生当然是先要表达出疑问:孩子刚一发热我们就来医院就诊看病了,医生诊断是"急性上呼吸道感染",今天发热好转了,咳嗽却加重了,医生说是气管炎,怎么越治越重呢? 是医生诊断错误、耽误治疗了吧?

儿童家长:孩子发热、流鼻涕3天了,3天前发热39 ℃,王医生诊断说是普通的"急性上呼吸道感染",今天发热好转了,咳嗽却加重了,这是怎么回事呀?

儿科医生(认真了解了病史,又给孩子做了仔细的体格检查后):孩子气管中有痰鸣音、少量干啰音,得了气管炎,再调整一下药物口服几天。3天后若不好转再查下啊,好了就不用来医院了。

儿童家长(陡然间生气了):孩子得了气管炎? 我知道"气管炎"要比"急性上呼吸道感染"严重,那王医生怎么一开始怎么没诊断出来呢? 冤枉我们这么小的孩子吃了3天治疗"急性上呼吸道感染"的药,我要去投诉这个庸医!

儿科医生:宝宝爸不急啊,其实,没有说病情加重啊,"气管炎"本来就是"急性上

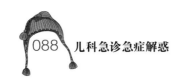

呼吸道感染"后的常见并发症,孩子体温正常了也是病情好转的一方面呀。现在再口服几天药,针对气管炎的症状治疗几天即可。

儿童家长(勃然大怒):你说得轻巧,再喂几天药,你知道我们这3天为给孩子喂药全家人都快累疯了,喂进去吐出来,幸亏王医生就开了2种药。你现在给开了3种药,我们如何喂呢? 你能保证孩子吃药后能好转吗? 能保证孩子不再加重变成肺炎吗? 再变成肺炎该如何治疗呢? 为什么不一开始就能明确诊断为气管炎或者肺炎,何必之前用那些药治疗什么"急性上呼吸道感染"!

儿科医生:任何疾病都有个发生、发展的过程,呼吸道感染本来就是自上而下发展的,感冒后得个轻微的气管炎,有些气道敏感的孩子还会喘息几天,这都是符合疾病规律的病理生理过程。

儿童家长:那为什么不一开始用药重点阻止住疾病发展呢?

儿科医生:医生用药治病就像看到敌人打枪放炮一样,敌人没到时不仅打不到敌人,更重要的是打到了自己。我们人和病原微生物一样都是生物啊,特别是幼小的孩子抵抗能力差,抵抗病原微生物能力差,抵抗药物不良反应的能力更差,所以越小的孩子用药越谨慎。

儿童家长:哦,明白了,我们错怪王医生了。谢谢儿科医生们啊!

【病例解惑】

23.1 儿童为什么容易罹患呼吸道感染

呼吸道是人体开放于外界的器官系统,呼吸道感染也是成年人的常见病。儿童呼吸道的特异性和非特异性免疫功能均较差,更易患病而且患病后变化快,常常累及下呼吸道罹患气管炎、肺炎。儿童容易罹患呼吸道感染有其病理生理学基础如下:

第一,儿童鼻腔相对狭窄,位置较低。鼻黏膜柔嫩并富有血管,不良刺激时黏膜肿胀,易造成堵塞,导致呼吸困难。

第二,儿童咽部较狭窄且垂直,喉部呈漏斗形,喉腔较窄,声门狭小,软骨柔软,黏膜柔嫩而富有血管及淋巴组织,故轻微炎症即可引起声音嘶哑、呼吸困难。

第三,儿童咳嗽反射及纤毛运动功能差,难以有效清除吸入的尘埃和异物颗粒。

第四,肺泡吞噬细胞功能不足,婴幼儿辅助性T细胞功能暂时性低下,使分泌型IgA、IgG,尤其是IgG2亚类含量低微。

第五,乳铁蛋白、溶菌酶、干扰素及补体等的数量和活性不足,导致儿童呼吸道抗感染能力低下。

23.2 儿童气管炎和上呼吸道感染病情有何不同

儿童气管炎和上呼吸道感染病情有如下区别：

第一，呼吸道是一个连续不断的管腔性器官，以环状软骨下缘为界，分为上、下呼吸道，气流在这个管腔中顺利进出是保障呼吸功能的基础。呼吸道感染大多数首先发生在上呼吸道，称为上呼吸道感染，若向下蔓延累及气管称为气管炎，很多时候病情轻重区别不大。

第二，上呼吸道包括鼻、鼻窦、咽、咽鼓管、会厌及喉；下呼吸道包括气管、支气管、毛细支气管、呼吸性细支气管、肺泡管及肺泡。

第三，呼吸系统的解剖生理特点导致儿童容易罹患呼吸道感染，也导致了儿童上呼吸道感染后容易向下蔓延发生气管炎、肺炎。

第四，气管炎和上呼吸道感染是病理解剖部位的区别，也是呼吸道感染自上而下的病理生理过程。

第五，年龄越小抵抗力越差，上呼吸道感染后越容易发生气管炎，但并不一定都是病情加重的表现。大多数普通气管炎患儿没有明显不适，吃喝拉撒睡如常，上呼吸道感染也有高热不退、病情突然加重的可能。

23.3 儿童气管炎和上呼吸道感染的治疗区别

儿童气管炎和上呼吸感染的治疗区别如下：

第一，儿童气管炎和上呼吸道感染的治疗原则基本上是相同的，没有大的区别，主要是对症支持治疗，例如都需要加强护理，经常变换体位，多饮水，促使呼吸道分泌物易于咳出等治疗措施。

第二，高热适当退热，咳嗽严重适当止咳化痰处理，咳嗽伴随气喘者给予抗过敏平喘处理。

第三，控制感染，儿童气管炎和上呼吸道感染的致病病原体一样多为病毒，一般不采用抗生素。痰液较多、气喘明显、呼吸困难者，怀疑有细菌感染者则可用青霉素类或者头孢菌素类，如系支原体感染，则应予以红霉素、阿奇霉素、克拉霉素等大环内酯类抗生素。

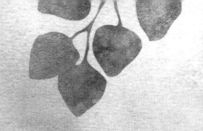

 **24** 孩子吃了药呕吐,是医生
开错药了吗

秋去冬来,寒冷渐深,弱小的儿童患病率骤升,在年年岁岁的冬天里,所有的儿科医生都陷入了疲惫迎战工作状态,繁忙中又有很多反反复复就诊的儿童及心疼他们的爸爸、妈妈、爷爷、奶奶……

很多家长朋友们爱子心切又没有育儿经验,反复就诊主要是因为不理解孩子疾病的发生、发展过程,看到孩子出现任何一个新的症状就要惊慌失措地带着宝贝孩子冲入医院人山人海的候诊中。经常还会说出这样的话:"孩子吃了药呕吐,是医生开错药了吗?"

24.1 诊疗经过

这是2017年冬天的三个病例。

【病例一】 7个月的张宝宝

儿童家长:孩子发热、流鼻涕2天了,今天上午吃了这2种药,出现了呕吐,是那个医生开错药了吧?

【病例二】 12个月的王宝宝

儿童家长:孩子发热流鼻涕3天了,昨天上午吃了张医生开的这2种药,出现了呕吐,又请李医生看,李医生又开了2种药,孩子吃了吐得更厉害。这两个医生都开错药了吧?

【病例三】 18个月的李宝宝

儿童家长:孩子发热、流鼻涕4天了,3天前吃了张医生开的这2种药,出现了呕吐;又请李医生看,李医生又开了2种药,孩子吃了吐得更厉害;昨天王医生又给开了输液,孩子还是吐,而且还出现了腹泻,这三个医生都用错药了吧？

儿科医生(认真了解了病史,又给孩子做了仔细的体格检查后)对三位家长做出了相同的回复:儿童家长您放心啊,孩子就是普通病毒感染,之前的医生没有用错药,孩子呕吐是病的一个过程,再加上药物刺激。有不少病毒感染的过程就是先发热、流涕、咳嗽,然后呕吐,也可能再然后腹泻,只要保障孩子入水量和热量,一般3～5天就好了。您现在回家养护好孩子即可。

儿童家长:药还吃吗？您再给配点药吧？

儿科医生:不用再开药了,您这里有可用的药,用这2种药即可,若吐得厉害,药吃不下就先喂孩子面汤、米汤吧,保障孩子喝水有尿、心情愉快即可。不要反复来医院,3天后不好转再复诊。

3天后,三位儿童家长都发来感谢的信息,说孩子好了！

24.2 病例解惑

24.2.1 这三个孩子得了什么病

其实,这三个宝宝患的是同一种病,普通的急性上呼吸道病毒感染,即普通感冒。每年秋冬相交的季节都是我们儿科医生和孩子及其家长共患难的时候,候诊的焦虑、孩子的哭闹难免让人就医体验很差,投诉呀纠纷呀也不断,我们每个儿科医生、每位家长都在努力做好自己的工作,尽可能地去保护我们的孩子！

普通感冒大多数是鼻病毒、呼吸道合胞病毒、流感病毒等引起的,今年的感冒大多来得急、变化多,流涕、食欲差、发热、呕吐、咳嗽、腹泻这些症状会一个接一个出现,也被称为胃肠型感冒,但去得也快,所以也没有必要去检验是否有诸如病毒等特殊病毒感染。难熬的时间就3～5天,有经验的家长可以比较淡定的陪孩子在家里简单服药、加强护理即战胜了。

24.2.2 孩子感冒后家长该如何做

24.2.2.1 淡定,别着急！严密、亲切、愉快地观察孩子,在空气好的安全地方陪孩子开心地吃喝玩乐。

24.2.2.2 注意孩子的体温、呼吸及吃喝拉撒睡情况,观察孩子的皮肤颜色、精神情况、呼吸情况、是否有脱水以及其他一些可能让孩子很痛苦的表现。

24.2.2.3 可以在孩子病后3天内就诊一次。疾病的发生、发展都有个过程,如果吃喝拉撒睡没大碍,不用反复就诊。遵医嘱用药,病情加重或3天后不好转可复诊。

24.2.2.4 勤喝水,保证入量,防脱水。饮食清淡易消化,不添加新的辅食,吃孩子以前吃过的消化吸收的。

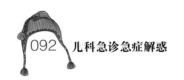

24.2.2.5 衣服宽松舒服,进食水少量多次,继续日常的晒太阳、补充维生素AD、维生素C等有助于病情好转。

24.2.3 孩子发热了,何时该去医院就诊

24.2.3.1 < 3个月的孩子,腋下温度2次以上≥37.5 ℃。

24.2.3.2 3~6个月的孩子,腋下温度2次以上≥38.5 ℃。

24.2.3.3 发热≥5天,每天都有至少一次腋下温度≥37.5 ℃的发热。

24.2.3.4 发热伴精神委靡、嗜睡、异常烦躁、面色苍白甚至青紫、持续啼哭、啼哭无力、呼吸加快、呼吸困难或不均匀、鼻翼扇动等病情加重的表现。

24.2.3.5 发热伴惊厥或抽搐、关节肿胀等。

24.2.3.6 发热伴皮疹、颈项强直、囟门膨隆紧张、头痛严重、喉咙痛、耳朵痛等。

24.2.3.7 发热伴拒食、呕吐或腹泻。

24.2.3.8 发热后出现了脱水症状,例如皮肤干燥、口干、囟门凹陷、尿量明显减少甚至无尿等,且喂水不畅。

24.2.3.9 有免疫系统缺陷,例如服用激素的孩子,一旦发热尽快就诊。

24.2.3.10 任何年龄的孩子,腋下温度2次以上≥39.5 ℃。

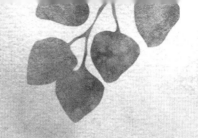

 泌尿道感染，儿科急诊中容易漏诊的疾病

　　泌尿道感染是儿童常见的感染性疾病之一，也是儿科发热的常见原因之一，但常被漏诊和延误诊断，尿常规检查是及时明确诊断的关键措施。留取小便进行尿液化验分析，在儿童特别是婴幼儿会成为困难重重、需要耐心和技巧的事情，有些家长会因为留尿不顺利而着急上火。

　　儿童的急性泌尿道感染，如果能够在发病早期明确诊断、精准治疗，来得急、去得也快，不影响生长发育。未及时发现会延误诊疗、影响生长发育，造成严重的不良后果，甚至影响儿童终身的健康和幸福。因此，儿科医生应尽可能在急性期明确诊断、及时给予精准治疗。

25.1　儿童泌尿道感染及其发生的原因

　　25.1.1　什么是泌尿道感染？致病菌有哪些？ 泌尿道感染是指病原体直接侵入尿道，在尿液中生长繁殖，并侵犯尿道黏膜组织而引起炎症损伤。按病原体侵袭的部位不同，分为肾盂肾炎、膀胱炎、尿道炎。肾盂肾炎又称上尿道感染，膀胱炎和尿道炎合称下尿道感染。由于儿童时期感染局限在尿道某一部位者较少，临床上又难以准确定位，故常不加区别统称为泌尿道感染。

　　任何致病菌均可引起泌尿道感染，但绝大多数为革兰阴性杆菌，如大肠埃希菌、副大肠埃希菌、变形杆菌、克雷伯杆菌、铜绿假单胞菌，少数为肠球菌和葡萄球菌。大肠埃希菌是泌尿道感染中最常见的致病菌，占60%～80%。初次患泌尿道感染的新生儿、所有年龄的女孩和1岁以下的男孩，主要的致病菌仍是大肠埃希菌，而在1岁以上男孩主要致病菌多是变形杆菌。克雷伯杆菌和肠球菌多见于新生儿泌尿道感染，

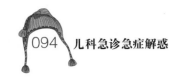

年长儿白色葡萄球菌常见。

　　25.1.2　儿童为什么容易罹患泌尿道感染：儿童全身免疫力低下、泌尿道局部的解剖生理特点以及日常护理不当等,都是容易罹患泌尿道感染的因素。下面这些不良因素可以增加儿童泌尿道感染的概率。①尿道周围益生菌菌种的改变以及尿液性状的变化,均可为致病菌入侵和繁殖创造条件,增加细菌黏附或定植于尿道上皮细胞引起泌尿道感染的概率。②儿童分泌型IgA产生缺陷使尿中分泌型IgA浓度减低,增加发生泌尿道感染的机会。先天性或获得性尿道解剖结构异常,也是泌尿道感染的危险因素。③新生儿和小婴儿抗感染能力差易患泌尿道感染。尿布、尿道口常受细菌污染且局部防卫能力差易致上行性感染。糖尿病、高钙血症、高血压、慢性肾脏疾病、镰刀状细胞贫血及长期使用糖皮质激素或免疫抑制剂的患儿泌尿道感染发病率更高。

　　25.1.3　细菌侵入儿童泌尿道致病的途径有哪些：细菌可以通过以下3个途径,侵袭泌尿道引起感染：①血源性感染：即经血源途径侵袭感染泌尿道,大多数先有全身感染的临床表现,金黄色葡萄球菌是主要的致病菌。②上行性感染：致病菌从尿道口上行并进入膀胱,引起膀胱炎,膀胱内的致病菌再经输尿管移行至肾脏,引起肾盂肾炎,这是泌尿道感染最主要的途径。引起上行性感染的致病菌主要是大肠埃希菌,其次是变形杆菌或其他肠杆菌。膀胱输尿管反流常是细菌上行性感染的直接通道。③淋巴感染和直接蔓延：结肠内的细菌和盆腔感染可通过淋巴管感染肾脏,肾脏周围邻近器官和组织的感染也可直接蔓延。

25.2　病例诊疗经过及解惑

　　【病例一】　2岁男孩,发热6天,第3次就诊于儿科急诊

　　儿科医生：您好,孩子多大了？怎么不舒服了？

　　儿童家长：医生好,孩子2岁,发热6天。已经来看过2次,5天前查了血象,问题不大,医生说可能是上呼吸道感染,开了清热药让我们回家吃药观察。吃药3天后孩子仍发热,也就是2天前,我们又复诊1次,医生听听胸部,说心肺没问题,让检查尿常规,我们没接到尿,又化验了血象,稍微有点高,医生给孩子加用了阿奇霉素。今天吃抗生素2天了,还在发热,感到一点儿也没好转,我们就又来复诊了。

　　儿科医生：刚刚我又给孩子做了仔细的体格检查。孩子的精神状况不太好,不是太开心愉快,但一般情况还可以。心肺听诊无异常,咽部也没有扁桃体肿大化脓等明显的感染病灶,确实应该再查发热的病因。孩子吃得还好吗？有呕吐和腹泻吗？小便和平常一样吗？排小便时他哭吗？有没有尿尿停停、排尿时不舒服的表现？

　　儿童家长：没有腹泻,吃得没有平常好了,有时候稍一吃多就想呕吐,恶性干呕

多，吐出来少。小便和平常差不多吧，这几天发热不舒服，大便、小便他都哭闹，好像有哭着、尿着，有时候也会停停再尿。

儿科医生：泌尿道感染也是儿童常见的发热原因，而且不像呼吸道、胃肠道感染时表现那么明显，比如，呼吸道感染时会有明显的鼻塞、流涕、咳嗽，胃肠道感染时会有明显呕吐和腹泻，而儿童泌尿道感染时很多时候就是哭闹、发热、全身难受。我们大人泌尿道感染了，会明显感到尿痛、尿急、尿频，但小孩子很多时候没有这样的表现，或者有但孩子说不出来，只会哭闹。所以，尿常规检查还是要做的，这是诊断泌尿道感染的关键措施，还要再复查个血常规。

儿童家长：好的，我们今天来就准备好了要查尿，多来了2个大人陪护着，也让孩子多喝了水，您开化验单吧，我们几个人盯着他的尿，我们去化验室拿好尿杯子和管子，尿了马上接住装好。

儿科医生：好，尽量留取中断尿，就是刚尿那一股不取，中断尿化验得准确点。

儿童家长：1 h后化验才出来。医生您看血象更高了，尿化验也不正常。

儿科医生：是的，孩子的血象更高了，尿常规化验白细胞+++、红细胞++，可以考虑泌尿道感染了。现在，需要马上再给孩子做3件事情：①留取尿液做尿液细菌培养，进一步明确诊断；②因为孩子发热已经6天，血象也高，需要尽快静脉输注抗生素治疗；③给孩子做个腹部泌尿道B超，看看有无发育异常、结石等问题。这第三件事明天做也可以，但也要尽快。

儿童家长：好的，医生，我们听您的，真后悔前天没有留取到尿做化验啊。另外，您说需要输液用抗生素，那么，我们是住院治疗？还是门诊输液治疗？

儿科医生：目前，孩子一般情况还可以，而且现在门诊输液也方便，是住院还是门诊输液治疗，您可以依据您家里的情况，选择您感到方便的。

儿童家长：我们就先门诊输液治疗，同时做完您刚才说的检查和培养。再多问一句，您说要输注抗生素，我们之前口服的抗生素阿奇霉素怎么好像没效呢？

儿科医生：目前看来，是没有获得好的效果。我们用抗生素是依据感染部位和程度选择种类和用药方法的，因为儿童发热最常见的感染部位是呼吸道，呼吸道感染中链球菌类和支原体类都较为常见，阿奇霉素对这2类微生物都有效。但是，泌尿道感染是以大肠埃希菌等多见，阿奇霉素对杆菌类细菌无效。

儿童家长：明白了，谢谢医生。

【病例二】　3月龄女孩，反复呼吸困难1个月，多次就诊于多家医院的儿科急诊，按照肺炎治疗无效后收住院治疗。

3月龄大的小女孩病情危重紧急入院，入院时诊断为呼吸道感染，年轻的父母说

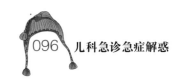

孩子1个多月来反复呼吸困难,看了多家医院,但病情反复发作、难以治愈,体重不增反而下降。全家人都认为这个孩子可能养不大,但又不忍心看着孩子虚弱而去,于是就抱着一线希望入院求治。

入院检查见孩子肝肾功能有异常,尿常规白细胞++++。儿科医生经过详细观察分析,进一步做血和尿细菌培养、心肝肾的B超检查,最终明确诊断为:泌尿道感染、表皮葡萄球菌性脓毒血症并发支气管炎。经过13天的规范治疗,患儿痊愈出院。

25.3　儿童急性泌尿道感染的诊断依据

25.3.1　临床症状:不同年龄的儿童泌尿道感染,临床表现存在着较大差异。①新生儿临床症状极不典型,多以全身症状为主,常伴有细菌扩散导致全身感染的败血症,局部排尿刺激症状多不明显,一部分患儿的血和尿培养出的致病菌是同样的。常见的临床表现为发热或体温不升、黄疸、苍白、吃奶差、呕吐、腹泻等。部分患儿可有嗜睡、烦躁甚至惊厥等神经系统症状。②婴幼儿临床症状也不典型,常以发热最突出,拒食、呕吐、腹泻等全身症状比较明显。局部排尿刺激症状可不明显,细心观察可发现有排尿时哭闹不安,尿布有臭味和顽固性尿布疹等。③年长儿可出现尿频、尿急、尿痛、尿液浑浊、肉眼血尿等局部尿道刺激症状,也可出现发热、寒战、腹痛等全身症状,常伴腰痛和肾区叩击痛,肋脊角压痛等。

25.3.2　实验室检查:①尿常规检查及尿细胞计数:清洁中段尿离心沉渣中白细胞>5个/HP,即可怀疑为尿道感染。血尿也很常见。肾盂肾炎患者有中等蛋白尿、白细胞管型尿及晨尿的比重和渗透压减低。②尿细菌培养及菌落计数:是诊断尿道感染的主要依据。通常认为中段尿培养菌落数≥10^5/ml可确诊。$10^4 \sim 10^5$/ml为可疑,<10^4/ml系污染。③尿液直接涂片法找菌:油镜下如每个视野都能找到一个细菌,表明尿内细菌数>10^5/ml。

25.4　儿童急性泌尿道感染的影像学检查

常用的泌尿道影像学检查有B型超声检查、静脉肾盂造影加断层摄片(检查肾瘢痕形成)、排泄性膀胱尿道造影(检查VUR)、动态、静态肾核素造影、CT扫描等。目的在于:①检查泌尿系有无先天性或获得性畸形;②了解以前由于漏诊或治疗不当所引起的慢性肾损害或疤痕进展情况;③辅助上尿道感染的诊断。

25.5　儿童急性泌尿道感染的治疗

25.5.1　治疗原则:①明确诊断后尽早应用抗生素控制感染症状,彻底根除病原体，去除诱发因素，预防复发和再发。②鼓励患儿多饮水以增加尿量，急性期卧床休息，注意外阴部的清洁卫生，加强护理。③鼓励多进食以保障营养，供给足够的热量、丰富的蛋白质和维生素，以增强机体的抵抗力。④对症支持治疗以减轻患儿痛苦，对高热、头痛、腰痛的患儿应给予解热镇痛剂缓解症状。对尿道刺激症状明显者，可口服碳酸氢钠碱化尿液。

25.5.2　抗菌药物治疗：儿童泌尿道感染确诊后，精准合理、规范足疗程应用抗生素是治愈疾病、防治并发症和后遗症、维护儿童健康生长发育的关键措施，选用抗生素时，儿科医生需要考虑下面这些原则和具体措施。①感染部位：若感染累及上尿道，应选择血浓度高的药物；若感染局限在下尿道，应选择尿浓度高的药物。儿童大多数难以区分上下尿道感染，应选择在肾组织、尿液、血液中都应有较高浓度的药物。②感染途径：细菌由泌尿道外口侵入的上行性感染，首先是下尿道感染。如果先有发热等明显的全身感染症状，应考虑血源性感染，特别是上尿道感染。③尽量选择抗菌能力强、抗菌谱广、肾毒性小的杀菌型抗生素。依据尿液细菌培养及药敏试验结果，结合临床疗效合理选用抗生素。④下泌尿道感染：目前临床上，在进行尿细菌培养后，常用头孢克肟、头孢地尼分次口服，疗程为 7~10 d。待尿细菌培养结果出来后，再结合药敏试验结果和临床疗效调整选用抗菌药物。⑤对上泌尿道感染或有尿道畸形的患儿，在进行尿细菌培养后，首先选用静脉输注抗菌药物，待病情好转后再口服同类有效抗生素维持治疗，疗程为 10~14 d。目前临床上常用静脉输注抗生素为头孢呋辛、头孢噻肟钠和头孢曲松钠等。待血液和尿细菌培养结果出来后，再结合药敏试验结果和临床疗效调整抗菌药物。

25.6　儿童急性泌尿道感染的预后和预防

25.6.1　儿童急性泌尿道感染的预后：儿童急性泌尿道感染，如果及时给予合理有效的抗生素治疗，多数于数日内症状消失、治愈。近50%患儿可复发或再感染，再发病例大多数伴有泌尿道发育畸形，与肾瘢痕关系密切，肾瘢痕的形成是影响儿童泌尿道感染预后的最重要因素。肾瘢痕在学龄期儿童最易形成，10岁后进展不明显。一旦肾瘢痕引起高血压，如不能被有效控制，最终发展至慢性肾衰竭。

25.6.2　儿童急性泌尿道感染的预防措施：包括3个方面：①注意个人卫生，不穿紧身内裤，勤洗外阴以防止细菌侵入泌尿道。②及时发现和处理男孩包茎、女孩处女膜伞、蛲虫感染等危险因素。③及时矫治泌尿道畸形，防止泌尿道梗阻和肾瘢痕形成。

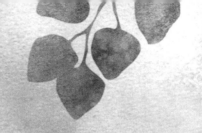

 **孩子昨天呕吐输注了抗生素,今天不吐了还要用药吗**

在那年的秋冬季,诺如病毒感染多发的季节,这个以呕吐为主诉就诊于儿科急诊的5岁男孩很可能是感染了诺如病毒。就诊的第一天血常规化验白细胞和C反应蛋白等炎症指标均很高。一般情况下,炎症指标高提示细菌感染和病情严重,但是,创伤、惊吓、呕吐等应激反应也可以导致这些炎症指标一过性增高,在应激刺激停止后炎症指标也会很快随之恢复正常。

26.1 诊疗经过

儿科医生:是明明宝宝吧? 5岁的大男孩了,看起来精神还不错,孩子哪儿不舒服了?

儿童家长:是的医生,今天他是好多了,和昨天比像是换了个人儿! 昨天输液用抗生素了今天才好转的,我们是来复诊的,今天还需要输液用抗生素吗?

儿科医生:哦,昨天孩子哪里不舒服了?

儿童家长:昨天孩子在幼儿园突然呕吐了,老师紧急通知我们去接孩子。接到后还是一直在吐,连水也喝不下,我们就直接来医院看急诊了。医生给化验了血常规、做了腹部B超,然后用了抗生素输液。这是昨天的病历和检验单,您看,今天还需要用抗生素吗?

儿科医生:好,我先看看啊。昨天宝宝的血常规化验白细胞2万多、C反应蛋白30 mg/L,确实很高,再加上孩子呕吐很严重,喝不下水,腹部B超检查没有外科急症的情况,病情紧急,先输液用点液体和抗生素防治脱水和感染是可以的。

儿童家长:是的是的,昨天输液后好多了,今天也不吐了,遵照医生的医嘱吃药治疗的同时，给他喝了口服补液盐、面汤、米汤，都没吐。

儿科医生：今天孩子有没有发热、腹泻、流鼻涕等情况出现？吃喝拉撒睡和平常相比有不同吗？

儿童家长：没有发热和腹泻，有点流鼻涕，吃喝拉撒睡和平常差不多。只是吃得少点，喝水多点，不想吃肉等油腻的食物。睡觉多点，但醒来后玩得也可以。

儿科医生：好，我再来给孩子做个体格检查，精神很好的，咽部稍充血，心肺无异常发现，腹部柔软无压痛，肠鸣音活跃，状况挺好。

儿童家长：那么，孩子今天不吐了还需要输液用抗生素吗？

儿科医生：嗯，这就是我们今天诊疗评估病情要解决的问题。孩子昨天需要输液的临床表现消失了，不吐了，精神也很好，体格检查也没有发现输液的指征。那么，现在就再去复查下血常规，因为昨天血常规化验白细胞2万多、C反应蛋白30 mg/L。

儿童家长：医生，孩子怕痛能否不采血化验了？昨天血常规化验白细胞2万多，今天会好转吗？能这么快好吗？

儿科医生：您看，孩子的病情已经明显好转了呀，昨天呕吐不止、食水难进，今天能吃能喝了，看起来像个没病的孩子了。所以我们再采血复查下之前不正常的化验，如果血象正常了，就不用输液了。

儿童家长：好吧，孩子也很怕扎针输液，能不输液当然好了。还有个问题，不是说抗生素用了就要足量、足疗程，这才输了1 d够吗？

儿科医生：先带孩子去化验血常规吧，一会儿我们再讨论下一步的治疗措施。

儿童家长：医生您看呀，化验单全正常了，全好了，白细胞怎么这么快就从2万多下降到4000多？

儿科医生：输了1次抗生素，化验单全正常了，白细胞从2万多下降到4000多，提示孩子可能没有细菌感染，昨天白细胞那么高可能只是呕吐引起的应激反应。所以，如果孩子也没有发热、局部化脓等细菌感染的临床表现，那就不用输液用抗生素了，也不存在用足疗程抗生素的病情需要了。

儿童家长：什么是应激反应？应激反应怎么会让白细胞、C反应蛋白增高呢？这些炎症指标增高不是细菌感染吗？

儿科医生：简单来说，应激反应是机体遇到急性不良刺激时的保护性反应，任何不良刺激引起的应激反应都会让白细胞、C反应蛋白增高。因为白细胞等免疫细胞和分子是机体卫士，遇到任何不良刺激，比如急性创伤、呕吐、发热、惊吓、惊厥等，机体都要增加机体卫士进入备战状态。

儿童家长：那么，怎么确定白细胞、C反应蛋白增高是需要用抗生素治疗的细菌

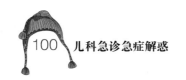

感染,还是应激反应呢?

儿科医生:细菌感染,除了白细胞增高外,还会有发热,或咽痛、咳嗽等其他的机体炎症反应表现,而且白细胞一般也不会这么快降到正常。

儿童家长:哦,明白了,谢谢医生啊,我们也不想让孩子老用抗生素,毕竟有不良反应。那么,昨天孩子呕吐是什么病呢?

儿科医生:综合分析孩子的病情经过:急性呕吐,今天也没有发热和腹泻,只是有点流鼻涕,结合目前是秋冬季诺如病毒感染多发的季节,而且是在幼儿园发病的,孩子很可能是个比较轻的诺如病毒感染。

儿童家长:哦,是的是的,他们班小朋友就有诺如病毒感染的,老师说过!但是,人家小朋友是又吐又拉的,还发热。我们这个只是呕吐了,也没有腹泻,也是诺如病毒感染吗?

儿科医生:说明孩子抵抗力强啊,感染了,但不严重。

儿童家长:是的,明明小朋友这2年来是身体很棒,很少生病来医院。谢谢医生!那么,我们下面怎么治疗呢?

儿科医生:如果孩子一切都好,就不用药物治疗了,只需要继续调整饮食,依据孩子的消化功能恢复情况,给予清淡易消化、营养丰富的食物,保障孩子吃喝拉撒睡玩都好即可。

26.2 病例解惑

26.2.1 诺如病毒感染及临床表现:诺如病毒是一种多发生于秋冬季的导致非细菌性急性胃肠炎的病毒,最常见的症状是呕吐、恶心、腹泻,重者可伴有发热、头痛等症状。儿童患者呕吐、恶心多见,病程一般为2~3天的"闪电战"。此病是一种自限性疾病,恢复后一般无后遗症。

26.2.2 诺如病毒感染的治疗:诺如病毒感染没有特效药治疗,也不需要进行"抗病毒"治疗,主要的治疗就是对症支持治疗。呕吐腹泻严重、进食水困难、有脱水时,要及时输液维持水电解质平衡,维持心、肝、肾、脑等脏器功能良好。

26.2.3 重症诺如病毒感染的临床表现:大多数诺如病毒感染是轻症的,但也要严密观察孩子的病情变化,及时发现、有效避免重症情况的出现。下列临床表现提示病情严重,需要及时给予输液维持水电解质平衡,严密监护,防止重要脏器损伤。

26.2.3.1 严重恶心、呕吐,无法进食水,无法进行口服补液。

26.2.3.2 严重腹痛、腹泻,大便呈黏液样、稀水样。

26.2.3.3 发热反复持续超过3 d,体温超过38.5 ℃。

26.2.3.4　精神差,嗜睡,烦躁不安,哭闹不止。

26.2.3.5　尿少,口唇干裂,皮肤弹性,眼窝或囟门有凹陷,四肢偏凉,末梢循环差。

26.2.4　如何预防诺如病毒感染

26.2.4.1　少去人群聚集的地方(特别是流行季节时的大医院),小问题建议社区或诊所就诊,减少交叉感染。

26.2.4.2　流行季节时,如果不得不去人群密集的地方,建议戴口罩,注意手卫生,别到处摸、到处碰。

26.2.4.3　提倡健康饮食,尽量不吃生鲜未煮的食品,水果要注意洗净后再吃。

26.2.4.4　腹泻期间,建议停止进食高脂肪和难消化的食物,小婴儿照常喝奶,大儿童以清淡饮食为主,避免进食生冷、辛辣刺激性的食物。

26.2.4.5　严把"病从口入"关,教育孩子注意饮食卫生,不喝未经煮沸的自来水。餐具、玩具要做好消毒,进食前和排便后要养成洗手的好习惯,避免与患病儿童接触。

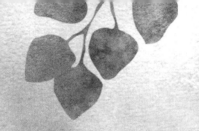

 **热性惊厥，儿童发热
抽搐了如何救治**

在儿科门急诊，经常见到被惊厥的孩子咬破手指的家长，也经常见到因惊厥被家长掐破人中的孩子。甚至媒体上偶尔也会刊登医生被惊厥患儿咬破手指的感人报道。

长期以来，关于儿童惊厥的处理流传着这样一个误区：孩子惊厥意识不清了，掐人中可以止住惊厥、唤醒孩子；孩子惊厥牙关紧闭了，赶紧分离口唇、撬开牙关，否则孩子会咬伤自己的舌头和口唇。

请谨记：孩子惊厥了，您掐他、他咬您都没有任何益处，更不能撬开孩子嘴巴塞入筷子和牙垫之类的东西！

27.1 诊疗经过

之所以想再谈谈这个之前已经被相关学者专家谈论过多次的误区，是因为那一天在儿科急诊室，又见到了一个3岁的"热性惊厥"漂亮男孩，人中被紧紧搂抱着他的漂亮妈妈掐出了个冒着血迹的梅花，旁边的帅气爸爸左手示指也冒着血迹！

漂亮妈妈：医生快救救孩子啊，孩子发热抽风了，我已经把他掐醒了。他一发热就抽风，我们该怎么办呢？

儿科医生：别急，先把孩子放床上我来检查检查！嗯，孩子是醒了，摸着也不太热了，用过退热药了吗？

帅气爸爸：用过了，塞了退热栓了。

儿科医生：嗯，很好！目前，孩子神志清醒，没有颈项强直和脑膜刺激征，呼吸也平稳，心肺听诊也没有大问题。孩子多大开始发热惊厥的？一共惊厥过几次？一般在发热的第几天惊厥？有无1次发热惊厥2次以上的时候？之前有无做过头颅CT或者MRI、脑电图检查？有无发现颅内有问题？

帅气爸爸：孩子1岁左右时第1次发作惊厥，当时120急救送到医院，随后查了头颅MRI和脑电图，都没有问题，后来还做过腰椎穿刺查过脑脊液也没有问题，2年来惊厥3次了，这是第3次惊厥了。以后我们该如何处理呢？

儿科医生：我看您的手指有伤口，是被孩子咬的吧？

漂亮妈妈一下子泪流满面哭泣起来。

帅气爸爸也双眼含泪说：孩子抽时口角抽动，人家说要往口中塞个牙垫防止咬伤舌头和嘴唇。我们也不知道塞什么合适，情况实在紧急，也来不及想了，我就赶紧把手指塞进去让他咬。还好，妈妈很快把他掐醒了，醒了他就不咬了。没咬太深，没事的！只要孩子没事，指头咬断也没事的！

儿科医生：孩子这是热性惊厥，一般2~3 min内就会自然停止的，想必你们也都看过相关的科普文章。其实，你们冷静下来想想也会明白，孩子不是被掐醒的，你让他咬手指头也没有好处。他自己的口角抽动是不会咬伤自己的舌头和口唇的！只是惊厥时那些个动作看起来吓人，你们下意识地要去阻止，加上之前网络上谣传"需要掐人中、塞牙垫"，所以就弄伤了孩子，也弄伤了自己。

漂亮妈妈止住了哭泣，说：是的是的，我之前看过文章说不能掐人中、塞手指，但也听说要掐人中、塞手指。看到孩子好好的，突然就翻白眼、惊厥，慌乱中就这样做了。那么，以后孩子再惊厥，我们该怎么做呢？

儿科医生：你们已经经历过3次了，相信下次不会这么慌乱了！当然，学习点相关的科普知识和技能会更好点。你们看啊，下次孩子再抽了，就这样把孩子放在硬板床上或者地板上，衣服松解、脖子伸展、下颌抬起，这样有利于他呼吸，还可以把头歪向一边防止呕吐误吸，同时电话呼叫120急救以防有严重问题！

帅气爸爸：我们就这样把孩子放在硬板床上或者地板上，衣服松解、脖子伸展、下颌抬起，然后就是等着120急救车来，什么也不做吗？我们看着孩子乱抽动，能什么都不做吗？

儿科医生：你们可以轻轻拍孩子的胸部、抓住孩子的手呼唤他，但不要太用力以免弄伤孩子。千万不能掐他人中、撬他嘴巴！严密观察，看到嘴巴中冒出泡沫啊、饭菜啊，及时清理掉，避免堵塞呼吸道！

漂亮妈妈：明白了，谢谢医生！后面我们该做什么？

儿科医生：孩子已经不惊厥了，也不需要止抽药了。现在，首先要给孩子抽血化验下血象和血生化，等待化验结果期间你们到外科处理下伤口！

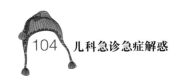

27.2 病例解惑

27.2.1 什么是热性惊厥：热性惊厥的发作均与发热性疾病中体温骤然升高有关，常见于呼吸道和胃肠道感染。由于有明显的诱发原因，国际抗癫痫联盟新近不主张把热性惊厥诊断为癫痫。热性惊厥又是儿童时期最常见的惊厥性疾患，儿童期患病率为3%～4%，首次发作年龄于出生后6个月～3岁间，平均18～22个月。男孩稍多于女孩。绝大多数5岁后不再发作，有少数孩子会发作到7～10岁。

27.2.2 儿童惊厥及家庭处理：惊厥是儿童时期常见的急症，是指全身或局部肌群突然发生的不随意收缩和抽动，常伴或不伴有意识障碍，俗称抽风、惊风。

惊厥是由于各种刺激引起神经细胞异常放电所致，婴幼儿时期由于大脑皮质功能发育不完善更易发生惊厥，发热、低钙、低镁、低钠、癫痫、颅内感染、全身中毒等很多原因都可诱发惊厥。热性惊厥的发作与发热性疾病中体温骤然升高有关，是儿童时期最常见的惊厥性疾病。

当孩子在家中突然发生惊厥时，家长朋友们千万不要惊慌失措，保持冷静才能有效帮助孩子。把孩子放在硬板床上或者地板上，衣服松解，脖子伸展，下颌抬起，保持呼吸顺畅，把头歪向一边防止呕吐误吸，然后就是等着120急救车来。严密观察，发现异常可以电话请教120急救医生，120急救医生在路途中也会电话告知您如何做更好。

千万不要对孩子做不科学的动作。有时候，什么都不做冷静陪伴，也许一会儿就雨过天晴了！

27.2.3 热性惊厥有哪些临床表现：热性惊厥发生在热性疾病初期，体温骤然升高（大多39 ℃）时，70%以上与上呼吸道感染有关，其他伴发于出疹性疾病、中耳炎、下呼吸道感染或急性菌痢等疾病，但绝不包括颅内感染和各种颅脑病变引起的急性惊厥。

发作时，临床表现为患儿突然意识丧失，全身痉挛性惊厥，少数可呈现强直性或局限性惊厥。有3个临床特点：①多发生于病初2 h内，体温急骤高热（39.0～40.0 ℃以上）。②惊厥为全身性大发作，伴意识丧失和面色发绀，持续数分钟，可自行停止，发作后神志短时间转清醒。③既往体格和智力发育正常，有些有家族遗传史。

27.2.4 单纯性热性惊厥和复杂性热性惊厥有何区别：单纯性热性惊厥，又称典型热性惊厥，多数呈全身性强直—阵挛性发作，少数也可有其他发作形式，如肌阵挛、失神等。持续数秒至10 min，可伴有发作后短暂嗜睡。发作后患儿除原发疾病表现外，一切恢复如常，不留任何神经系统体征。在一次发热疾病过程中，大多只有一次，个别有两次发作。约50％的患儿会在今后发热疾病时再次或多次热性惊厥发作，大多数的再次发作发生在首次发作后一年内。

少数热性惊厥呈不典型经过，称复杂性热性惊厥。其主要特征包括：①一次惊厥发作持续15 min以上；②24 h内反复发作≥2次；③局灶性发作；④反复频繁的发作，累计发作总数5次以上。单纯性热性惊厥与复杂性热性惊厥的主要区别见表5。

表5　单纯性与复杂性热性惊厥的鉴别要点

	单纯性热性惊厥	复杂性热性惊厥
发病率	在热性惊厥中约占80％	在热性惊厥中约占20％
惊厥发作形式	全身性发作	局限性或不对称
惊厥持续时间	短暂发作，大多在5～10 min内	长时间发作，≥15 min
惊厥发作次数	一次热程中仅有1～2次发作	24 h内反复多次发作
热性惊厥复发总次数	≤4次	≥5次

若干因素使热性惊厥患儿发生癫痫的危险性增加，称为癫痫危险因素，主要包括：①复杂性热性惊厥；②直系亲属中癫痫病史；③首次热性惊厥前已有神经系统发育延迟或异常体征。具有其中2～3个危险因素者，7岁时癫痫发生率平均达9％以上，而无危险因素的热性惊厥不到1％。脑电图在癫痫危险性的预测上价值尚无定论，故对单纯性热性惊厥，一般无须作脑电图检查。但对复杂性热性惊厥患儿，若脑电图中新出现痫性波发放，则可能提示癫痫发生的危险性。

27.2.5　如何防治热性惊厥：对单纯性热性惊厥，仅针对原发病处理，包括退热药物和其他物理降温措施即可。但对有复发倾向者，可于发热病开始即使用地西泮（安定）1 mg/（kg·d），每天分3次口服，连服2～3 d，或直到本次原发病体温恢复正常为止。

对复杂性热性惊厥或总发作次数已达5次以上者，需转诊儿童神经专科诊疗随访。若以安定临时口服未能阻止新的发作，可长期口服丙戊酸或苯巴比妥钠，其他传统抗癫痫药对热性惊厥发作的预防作用较差。

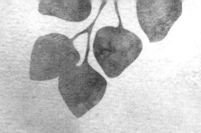

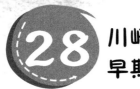 **川崎病,儿科急诊是早期诊断的关口**

　　川崎病,又名皮肤黏膜淋巴结综合征,是一种病因不明的急性全身血管炎综合征。早期临床表现为急性发作的发热、皮疹、眼睛球结膜和口腔黏膜充血,常常需要在儿科急诊初步诊疗和观察,随后会出现手足硬性水肿以及颈部淋巴结肿大,婴幼儿多发,接近90%的患儿发病时年龄小于5岁。男孩发病率高于女孩。

　　川崎病的主要危险是以冠状动脉病变为主的心脏并发症,未经规范治疗的患儿,有15%～30%会出现冠状动脉扩张或冠状动脉瘤,可导致缺血性心脏病、心肌梗死,甚至发生猝死。目前,川崎病已取代风湿热成为全世界多数国家儿童获得性心脏病的首位原因,早期明确诊断、及时规范治疗,可明显减少并发症的发生,改善预后。儿科急诊是川崎病早期诊断的重要关口,儿科医生和儿童家长都要提高对川崎病的认识,针对不同儿童的具体病情认真思考、深入探讨,减少漏诊、误诊,及早明确诊断、精准治疗。

28.1　川崎病的发病原因

　　川崎病也可能很早就存在,但人类开始认识和研究本病的时间只有50多年,发病原因迄今尚未弄清楚,因由日本儿科医生川崎富作于1967年首次完整描述和报道而得名,病理改变为全身非特异性、自身免疫损害性中小血管炎。目前研究发现,川崎病的发病可能与下列因素有关。

　　28.1.1　**感染**:临床表现与某些急性感染性疾病相似,但尚无病原学证明。

　　28.1.2　**免疫反应**:有人认为是机体对感染源的过敏反应参与了发病机制,但还缺乏确切依据。

28.1.3　**其他因素**: 如环境污染、药物、化学制剂、洗涤剂等。

28.2 川崎病的临床表现

川崎病的临床表现复杂,全身多系统均可受累。突出的临床症状为持续高热、多形性红斑和猩红热样皮疹、球结膜充血、口唇舌体黏膜充血、手足硬性水肿及脱皮等肢端改变以及颈部淋巴结肿大。病程多为6~8周,有心血管症状时可持续数月至数年。

28.2.1　**发热**: 为初发症状,体温达38 ℃以上。呈稽留热或弛张热,可持续1~2周,抗生素治疗无效。

28.2.2　**皮肤黏膜表现**

28.2.2.1　**皮疹**: 于发热同时出现向心性多形性红斑,可呈荨麻疹样、麻疹样斑丘疹或猩红热样皮疹,无水疱或结痂,肛周皮肤常发红、脱皮。

28.2.2.2　**肢端变化**: 为本病特征性改变,在发热初期,手足皮肤广泛硬性水肿,指、趾关节呈梭形肿胀,同时手掌、脚底弥漫性红斑,恢复期指趾端出现膜状脱皮,多数从指趾甲和皮肤交界处开始,重者指甲、趾甲亦可脱落。

28.2.2.3　**黏膜表现**: 双眼球结膜充血,但无脓性分泌物或流泪。口腔咽部黏膜呈弥漫性充血,唇红干燥、皲裂、出血或结痂,舌乳头突起呈杨梅舌。

28.2.3　**淋巴结肿大**: 可为单侧或双侧颈部淋巴结肿大,质硬,直径1.5 cm以上,局部不发热、不化脓,于发热同时出现,热退后消退,有时耳及枕后淋巴结也可累及。

28.2.4　**心血管症状和体征**: 较为少见,但少部分出现冠状动脉病变的患儿在发热初期即出现心尖部收缩期杂音,心音遥远、心律不齐和心脏扩大。发热末期可出现充血性心力衰竭、心包炎和二尖瓣关闭不全,亦可发生高血压或心源性休克。严重患儿可因冠状动脉炎伴有动脉瘤和血栓梗死而引起猝死。

28.2.5　**其他伴随症状**: 患儿可能出现脓尿和尿道炎,或腹泻、呕吐、腹痛,少数患儿可发生肝肿大、轻度黄疸和血清氨基转移酶活性升高。少见肺部感染,偶有无菌性脑膜炎。

28.3 川崎病发病多久诊断为早期诊断

依据川崎病发病的病理生理过程,一般来说,发病的10 d内明确诊断为早期诊断,越早明确诊断和治疗,预后越好。

川崎病的病程是根据发热时间的长短确定的,一般按血管炎病变可分为4期: ①Ⅰ期为急性期:1~2周,以小动脉周围炎症为主。②Ⅱ期为亚急性期:2~4周,以

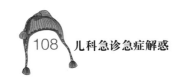

冠状动脉等中动脉炎症为主。③Ⅲ期为恢复期：4~7周，动脉周围炎症渐消失。④Ⅳ期为病变后期：约7周或更久，可数月至数年，病变逐渐愈合修复。

28.4 川崎病发生冠状动脉病变心脏并发症的高危因素

川崎病发生冠状动脉病变心脏并发症的高危因素有以下几点：①发病年龄在1岁以内，7岁以上；②男性患儿；③持续发热超过14天；④贫血；⑤白细胞总数在3万以上；⑥血沉超过100 mm/h；⑦C反应蛋白明显升高；⑧血浆白蛋白减低；⑨发生体动脉瘤者。

28.5 川崎病如何诊断

川崎病的诊断，一般是依据日本川崎病研究会发布的诊断标准，具体如下。

发热5天以上，伴有下列5项临床表现中4项者，即可诊断为典型川崎病：①眼结合膜充血，非化脓性；②口唇鲜红、皲裂和杨梅舌；③手足硬肿、掌趾红斑、指趾脱皮；④多形性红斑样皮疹；⑤颈淋巴结肿大。

如果只有上述5项临床表现中3项，但超声心动图检查或心血管造影检查证实了冠状动脉瘤（或者动脉扩张），在排除其他疾病的基础上，亦可诊断为川崎病，也有称这类为非典型川崎病。应当注意，川崎病应与猩红热、败血症、儿童类风湿病、化脓性淋巴结炎和心肌炎等疾病进行鉴别诊断。

28.6 川崎病需要做哪些辅助检查进一步明确诊断

28.6.1　**血液检查**：轻度贫血，白细胞计数升高，以中性粒细胞为主，早期血小板数正常，以后升高。发热期血沉明显增快，C反应蛋白增高。蛋白质电泳显示α_2球蛋白明显增高。部分病例SGPT和SGOT活性增高，抗"O"滴度正常。血清IgG、IgA、IgM、IgE升高，总补体及C3正常或降低。

28.6.2　**尿与脑脊液等检查**：尿中白细胞可能增多或有脓尿，脑脊液也可出现以淋巴细胞为主的白细胞增高。

28.6.3　**心血管系统检查**：少数患儿心电图ST-T改变，P-R间期和Q-T间期延长，低电压，心律失常等。R波和T波下降是预测冠状动脉病变的主要线索。二维超声为诊断冠状动脉瘤最可靠的无创伤方法。

28.7 川崎病诊断后急性期应如何治疗

川崎病急性期治疗的目标是控制全身非特异性血管炎症反应，防止冠状动脉瘤形成及血栓性阻塞。理想的治疗效果是24 h内体温得到控制,若治疗3天后仍发热需要反思诊断的正确性,尤其对于发病1周内的小婴儿,未正规应用抗生素排除感染者。

28.7.1 阿司匹林:具有解热、镇痛、抗感染的作用。其作用机制是通过抑制环氧酶(COX)的活性,减少前列腺素和血栓素的形成,从而减轻炎症反应、抑制血小板凝集和血栓形成。阿司匹林现为川崎病基础治疗的首选药物。急性期给予发挥抗炎作用的高剂量30 ~ 100 mg/(kg·d),热退后3天逐渐减量,2周左右减为单剂3 ~ 5 mg/(kg·d),维持6 ~ 8周。如有冠状动脉病变时,疗程依超声心动图检查结果而定。

28.7.2 大剂量丙种球蛋白静脉滴注:早期(病程10 d以内)应用丙种球蛋白可以明显减少冠状动脉病变发生,剂量1 ~ 2 g/kg,最好是2 g/kg,于8 ~ 12 h单次静脉滴注,可迅速控制急性期炎症。应用过IVIG的患儿在9个月内不宜进行麻疹、风疹、腮腺炎等减毒活疫苗的预防接种。

28.7.3 糖皮质激素:糖皮质激素在川崎病中的应用仍有争议,近年来经过多中心临床观察研究,糖皮质激素也被应用于对大剂量丙种球蛋白治疗反应不良的川崎病患儿。研究结果显示,激素治疗组患儿热程更短,医疗费用更低,未发现激素治疗组冠状动脉瘤发生率与对照组有统计学差异。川崎病并发严重心肌炎或持续高热重症病例,可联合应用泼尼松和阿司匹林治疗,目的为尽快控制早期炎症反应,一般不单用皮质激素。用法:①氢化泼尼松静脉注射0.5 ~ 1 mg/(kg·d)。②泼尼松静脉注射2mg/(kg·d)。③甲泼尼龙静脉注射30 mg/(kg·d)。④口服泼尼松2g/(kg·d)。上述4种药物选取1种连用3 d。热退后可骤停,用药超过5天需2周时间减停。

28.8 川崎病体温正常后亚急性期应如何治疗

川崎病经过急性期的抗炎治疗,体温正常后进入亚急性期,患儿的动脉血管内皮细胞功能紊乱还会持续一段时间。急性期后治疗的目标为抗凝、溶栓、预防心肌梗死及解除冠状动脉的狭窄及闭塞等严重心血管并发症,并在必要时给予减少冠状动脉粥样硬化的危险因素的特殊建议,以提高生命质量,降低病死率。

28.8.1 内科治疗:抗凝治疗:①阿司匹林单剂3 ~ 5 mg/(kg·d),维持6 ~ 8周。如有冠状动脉病变时,维持治疗至超声心动图检查结果正常后2 ~ 3个月。②潘生丁3 ~ 5 mg/(kg·d),用法及疗程同阿司匹林。③华法林等抗凝剂用于有冠状动脉瘤的患儿。④溶栓治疗可用尿激酶、链激酶、肝素等,在有冠脉血栓形成或心肌梗死时应用,溶栓治疗时应及时检测血凝情况。

28.8.2 外科治疗:内科治疗效果差,影响生命质量时,对一些冠状动脉及瓣膜

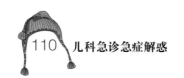

病变可采用合适的外科治疗方法。冠状动脉旁路移植术即冠脉搭桥术,是对川崎病冠状动脉瘤和冠状动脉狭窄治疗的常用方法。川崎病致心脏瓣膜病变可根据病情选用瓣膜修补术、瓣膜或瓣环成形术、瓣膜置换术。

28.9 川崎病的随访和预后

川崎病体温正常后,血沉、C反应蛋白、α_2球蛋白这些炎症活动性指标,一般于病程6~8周恢复正常,它们的正常标志着疾病已静止,如无冠状动脉病变即可停用阿司匹林治疗。血小板在亚急性期开始进一步升高,可持续增高1~2个月。

川崎病是自限性经过,经过规范治疗的患儿多数预后良好。有冠状动脉扩张者须长期随访,至少每半年做一次超声心动图检查,直到冠状动脉扩张消失,冠状动脉瘤多于2年内消失。无冠状动脉扩张者,于出院后1个月、3个月、6个月及1~2年各进行一次全面检查,包括病史询问、体格检查、心电图和超声心动图等检查。

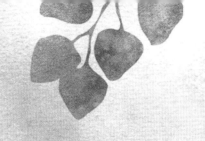

 **儿童脓毒症的早期诊治**

脓毒症是指由细菌、病毒、真菌或者其他病原体感染引起的急性全身炎症反应综合征,早期发现、及时有效诊疗是影响预后的关键因素,稍一疏忽,病情很快就会加重、恶化,出现多脏器衰竭、休克等危及生命的表现。儿童脓毒症是儿科急诊急症中较为常见的一种病变累及全身的危重症,早期主要表现为持续不退的高热,需要在儿科急诊就诊、复诊。因此,儿童家长和儿科医生均有必要加强对儿童脓毒症的认识,以提高早期诊断和救治成功率。

29.1 脓毒症是怎么发病的

在儿科急诊室,当儿科医生对一个急性发热患儿的家长说"孩子可能是脓毒症"时,大多数家长会不理解:"儿童刚发热没几天呀,怎么会这么重呢? 常见的原因应该是呼吸道感染了,怎么就会是脓毒症呢?"

大多数病原微生物的感染,是侵犯到机体的一个部位、一个器官、一个系统,引起相对局限的病变,比如,病原微生物侵犯呼吸道引起的上呼吸道感染、肺炎等,侵犯胃肠道引起的急性胃炎、急性肠炎等,人体有效的防御与免疫功能可防止病原微生物的进一步入侵扩散。当人体抵抗力因各种原因,如皮肤黏膜屏障破坏、免疫抑制而受到削弱时,致病微生物就可由局部侵入血循环后全身扩散,引起全身炎症反应综合征,导致全身多部位、多脏器感染损伤。

早在100多年前,医生们就知道有一种病是由于"血液中毒"引起的,因为在此类患者的血液中常能检测到入侵的病原体。随后,这种病被称为"脓毒症""败血症"。脓毒症是由于各种病原体进入人体的血液循环并在其中繁殖、产生毒素而引起的全

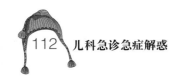

身性严重感染,细菌是最常见的一种病原体,还包括病毒、真菌等能引起人类感染的一切微生物,表现为急性全身炎症反应综合征。

29.2 如何早期识别儿童脓毒症

29.2.1 儿童脓毒症早期的临床表现:急性发热、伴有寒战、全身感染中毒症状明显而无明显的局部感染体征,有时会伴有皮疹、关节痛、肝脾肿大和精神差、萎靡不振或烦躁不安。

29.2.2 非特异性炎症指标增高:儿童脓毒症早期进行血常规等化验,常常发现非特异性炎症指标增高现象,白细胞及中性粒细胞明显增高,可出现核左移及中毒颗粒;血小板计数增高或降低;微量血沉增快;C反应蛋白增高。

29.2.3 血或骨髓细菌学培养阳性:由于儿童脓毒症没有明显的局灶性病理变化,进行血或骨髓细菌学培养寻找病因非常重要。但是,血培养阴性不能否定脓毒症的诊断,因为细菌从体内抽取到体外培养是否会出现阳性结果会受到很多因素的影响,阳性率不到一半。

29.2.4 寻找发现感染灶:新近有皮肤黏膜局部感染、溃烂、外伤或挤压疮疖史,或有呼吸道、胃肠道、泌尿道感染史。

29.3 儿童脓毒症的诊断依据

如果患儿可疑或已证实有感染存在,同时出现了以下这些情况,即可考虑脓毒症或严重脓毒症的诊断。

29.3.1 临床表现:①体温变化:发热(肛温 > 38.5 ℃)或低体温(肛温 < 35 ℃);②心动过速、呼吸增快:超过正常年龄相关值的2个标准差,低体温者可以无心动过速;③伴以下至少一个脏器功能异常:意识改变、低氧血症、血清乳酸增高或洪脉。

29.3.2 炎性指标:①白细胞增多(> 12×10⁹/L),白细胞减少(< 4×10⁹/L),白细胞计数正常,未成熟白细胞 > 10%;②血浆C反应蛋白水平超过正常值的2个标准差;③血浆前降钙素水平超过正常值的2个标准差。

29.3.3 血流动力学指标:患儿血压下降,低于正常年龄相关值的2个标准差。

29.3.4 病原学依据:血或骨髓细菌学培养2次以上为同一细菌生长可确诊。

儿科医生在诊断脓毒症时不能过分依赖病原学检查。实验室检查永远不能替代临床医师认真仔细的病史询问、病情观察和体格检查,临床表现和实验室检查需要临床医师综合分析评价才能准确判断病情。抗生素治疗有效是细菌感染很重要的一个临床诊断依据。

29.4 新生儿脓毒症的诊断有什么不同

新生儿尤其是早产儿,特异性免疫及非特异性免疫功能均不成熟,发生感染后易扩散造成脓毒症。新生儿脓毒症根据发病时间分为早发型和晚发型,早发型为出生后7天内起病者,病原菌以革兰阴性杆菌为主,常呈爆发性多器官受累,病死率高。

新生儿脓毒症临床表现更加无特异性,早期表现多为精神食欲欠佳,哭声减弱,发热或体温不升。病情进展可出现精神委靡、嗜睡或烦躁不安,少吃、少哭、少动等"三少"表现是新生儿许多疾病的共同表现。儿科医生细心进行体格检查,可发现患儿面色欠佳、皮肤发花或黄染、心率快等循环功能差的体征,可有瘀点、瘀斑甚至弥散性血管内凝血(抽血针孔处渗血、呕血、便血、血尿或肺出血等)的表现。易出现脑膜炎、骨髓炎、化脓性关节炎和深部脓肿等并发症。

29.5 儿童脓毒症诊断后还需哪些进一步评价

儿童脓毒症初步诊断后,要认真考虑总结以下5个方面的问题,对患儿进行全面综合的临床评价。

29.5.1　原发感染灶:找到原发感染灶,可进一步支持诊断,也可为儿科医生推测病原菌的种类、经验性合理选择有效抗生素提供依据。多数脓毒症患儿都有轻重不等的原发感染灶,儿科医生必须追问近2周的感染史,各种病原菌的原发局部炎症与细菌在人体存在的部位有关。原发感染灶的特点为所在部位红、肿、热、痛和功能障碍,病灶所累及系统的临床表现,如呼吸系统的咳嗽、消化系统的腹泻等。

29.5.2　病情轻重:感染中毒症状重,出现低灌注等循环不良的表现和脏器功能失调者,可视为重症。需要检查患儿的肝、肾功能和心肌损害生化指标,及时评价其心肝肾功能。

29.5.3　有无迁徙性病灶:细菌由原发感染灶侵入血液后,可随血液循环进入其他器官,形成迁徙性病灶,加重病情。常见的迁徙性病灶有皮下及深部肌肉脓肿、肺炎、渗出性胸膜炎、肺脓肿、脓胸、感染性心内膜炎、化脓性心包炎、脑脓肿、骨髓炎等。

29.5.4　病原学检查:理论上,病原学检查是诊断脓毒症的"金标准",儿科医生需了解影响病原学检查结果的相关因素,具体问题具体分析评价。取得阳性血培养,有赖于下面几个关键点:①尽早在疾病的急性期取血进行培养。②要在使用抗生素治疗前进行,连续取血培养2次以上。③争取在寒战发作或体温骤升时取血,每次分别自两个不同静脉取血能提高培养阳性率,血量要适当。④同时还得进行厌氧细菌培养。培养出阳性细菌,需做抗生素敏感试验以利治疗。同时,儿科医生还需排除血

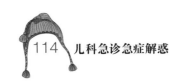

培养假阳性的可能。在临床实际工作中,儿科医生还需考虑患儿和家长对多次静脉穿刺抽血的承受力。

29.5.5 病情危重的指标:诊断脓毒症后,儿科医生要对病情和预后有个初步判断。病情危重的指标如下。

29.5.5.1 有免疫功能缺陷,有严重及难治性原发病,如肝硬化、慢性肾病、糖尿病、血液病、严重烧伤及肿瘤等。

29.5.5.2 严重毒血症,有感染性休克及弥散性血管内凝血、感染中毒性脑病、中毒性心肌炎等。

29.5.5.3 有难以消除及严重的多发迁徙性病灶,如化脓性心包炎、脑脓肿、肺脓肿等。

29.5.5.4 难治性致病菌(如铜绿假单胞菌、真菌)引起的脓毒症。

29.6 儿童脓毒症的用药原则

29.6.1 早用药,特别是对病情较严重或弱小的婴儿,一有脓毒症可疑迹象,即应作必要的有效治疗,不得因等候检查结果而延误治疗。

29.6.2 疗程要足,一般10～14 d,有并发症者应治疗3周以上。

29.6.3 尽量静脉给予杀菌类抗生素。

29.6.4 新生儿因肝肾功能不成熟,给药次数宜减少,1周以内的新生儿尤其是早产儿每12～24 h给药1次,1周后每8～12 h给药1次。

29.6.5 注意药物不良反应,头孢三嗪、头孢派酮和头孢他啶易影响凝血机制,使用时要警惕出血的发生,必要时给予维生素 K_1 预防出血。

29.7 儿童脓毒症的对症支持治疗

重症患儿常出现循环功能和内环境的紊乱,需及时实施对症支持治疗,维持患儿正常的心、肺、脑功能和内环境稳定,需要针对每一阶段的突出矛盾,采取相应措施,为患儿进一步清除病原体、战胜病魔和恢复健康赢得时间、创造条件,要重视下面这些对症支持治疗。

第一,维持生命体征,及时纠正低氧血症、酸中毒。

第二,周围循环不良扩容可给全血或血浆,维持血压、血糖和水、电介质平衡。

第三,体温过高时给退热药并采用物理降温。发生惊厥时给镇静剂,必要时可考虑人工冬眠疗法。及时处理脑水肿、弥散性血管内凝血、高胆红素血症。

第四,彻底肃清原发病灶,及早发现新的迁徙性病灶,随时予以彻底清除,以杜绝病原菌的来源,如脐炎、皮肤感染灶、黏膜溃烂或其他部位化脓病灶。

第五,提高机体抵抗力,加强支持疗法,身体虚弱、迁徙病灶多、病势严重的患儿,多次输血、血浆、白蛋白或丙种球蛋白,应保证足够的热量、液体及营养需要。

第六,周密细致的护理。

第七,感染中毒症状严重者,可在足量应用有效抗生素的同时给予肾上腺皮质激素短程(3～5 d)治疗。激素有加强心脏收缩力与稳定溶酶体膜的作用,可抵抗细菌毒素的损害,但由于它可使体内隐性感染病灶发展与播散,必须与足量有效抗生素联合使用。因此,加用这种疗法之前,应全面慎重考虑。

29.8　儿童脓毒症怎样选择抗生素治疗

29.8.1　抗生素选择原则:治疗脓毒症,抗生素是关键药物,应及早使用有效抗生素以尽快消灭血液中的所有细菌。如果抗生素使用不当,易造成种种困难,如耐药菌株的产生和体内各种菌群失调,对各种细菌感染的诊断、治疗和预后的影响等,选用抗生素时必须慎重全面考虑。当病原菌不明时,可根据细菌入侵途径、患儿年龄、临床表现等选择药物,结合当地菌种流行病学特点和耐药菌株情况决定,通常静脉应用广谱抗生素,或针对革兰阳性球菌和革兰阴性杆菌联合用药,然后可根据培养和药敏试验结果进行调整。

抗生素治疗脓毒症的通用原则是,一旦疑诊要早用药,立刻经验性选用可能有效且不良反应小的抗生素,待病原菌明确、药敏实验结果回报后,若首选抗生素已用3～5 d效差,可根据药敏实验结果换药。若首选抗生素临床有效,即便是药敏实验结果不敏感也不必换药。

29.8.2　革兰阳性球菌抗生素的选择:如金黄色葡萄球菌感染宜用苯唑青霉素、头孢菌素、万古霉素等药物,常联合2种以上静脉给药。

29.8.3　革兰阴性杆菌抗生素的选择:如大肠埃希菌、肺炎杆菌感染可选用第三代头孢菌素与氨苄青霉素类联合应用,铜绿假单胞菌感染者选用头孢噻甲羧肟与羧苄青霉素联用。氨基糖苷类抗生素(如丁胺卡那霉素、庆大霉素等)虽有较好的杀菌作用,但因有耳毒性和肾毒性,新的药典规定6岁以下儿童禁用。若必须应用时,需与家长充分沟通,告知利弊,经家长签字同意后方可选用。应用后还需密切观察耳肾毒性,定期检查听力和尿常规。

29.8.4　厌氧菌抗生素的选择:首选甲硝唑与青霉素或氯霉素合用。氯霉素因可抑制骨髓造血功能,还可引起新生儿"灰婴综合征",需家长签字同意方可选用。

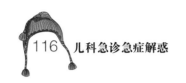

29.9 如何评价儿童脓毒症疗效

儿童脓毒症为急性感染性疾病,病情变化快,临床症状不典型,在治疗措施的实施中,更要严密观察。及时获取客观准确的临床资料,用科学的态度具体问题具体分析,不断观察病情变化及患者对治疗的反应,及时分析、总结、修正治疗办法,直至将患儿治愈。一般情况下,如果所选抗生素能有效杀灭患儿所感染的细菌,再加上及时恰当的对症支持治疗,患儿的病情应在3～5 d内有所好转。否则,应及时考虑调整治疗方案,以免患儿病情加重,出现不良后果。

当脓毒症患儿经抗感染和针对并发症的对症处理后,体温仍高,一般情况无改善,虽经血培养和药敏试验调整用药后一般情况仍无改善,则应考虑以下6个方面的因素。

第一,致病菌可能为耐药菌,虽然体外药敏试验为敏感抗生素,但体内作用差,可能与用药剂量、给药时间、方式等有关。

第二,是否合并其他细菌或病毒感染。

第三,是否有其他并发症或迁徙病灶。

第四,对本身存在的基础疾病控制不力。

第五,是否有免疫功能障碍,特别是营养不良儿童。

第六,积极寻找病因,有无院内感染,特别是医源性因素。遇上述情况,应进一步详细追问病史,全面综合分析患儿的临床资料,及时恰当地调整治疗方案。

29.10 儿童脓毒症预防和预后

儿童时期常见的传染病如麻疹、流行性感冒、百日咳等每易继发较重的呼吸道细菌感染,从而发生脓毒症。对这类患儿,必须加强保护。尽量避免皮肤黏膜受损,及时发现和处理感染病灶,一切明显的或隐匿的化脓性病灶如能及早予以清除,脓毒症的发生就可以减少。各种诊疗操作应严格执行无菌要求,不滥用抗生素或肾上腺皮质激素。环境卫生、个人卫生、营养状况及儿童保健工作的不断改善,有希望降低儿童脓毒症的发病率。

影响预后的主要因素为患儿年龄、营养状况、病原菌对抗菌药物的敏感性,以及治疗开始的早晚和是否彻底等。一般来说,年龄小、营养状况差、病原菌对抗菌药物不敏感和发生休克、弥散性血管内凝血的患儿预后不佳。及时进行正确和彻底的治疗,是取得良好效果的关键所在。

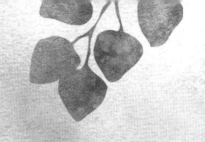

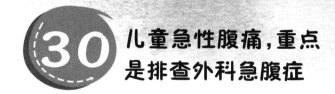

30 儿童急性腹痛,重点是排查外科急腹症

　　腹痛是儿科常见的急诊急症,俗话说"腹痛不是病,痛起来要人命",几乎每个人的童年都经历过多次腹痛,也因此积累了一些处理常见良性功能性腹痛的日常生活经验。儿童腹痛,有时候痛得撕心裂肺、难以忍受地哭叫,但也许喝口温水、揉揉肚子、排排大小便,一会儿就雨过天晴、活蹦乱跳地说"不痛了"。

　　尽管儿童急性腹痛司空见惯,而且多数是良性的,不需要特殊处理可以自行缓解,但是,大多数家长面对突然腹痛或者突然哭闹可疑腹痛的儿童时,为什么会选择尽快到儿科就诊呢?主要因为急性腹痛患儿中有少部分是外科急腹症,比如肠套叠、阑尾炎、肠梗阻等,这些疾病需要儿科医生通过专业的诊断和鉴别诊断技术及时排查出来,尽快明确诊断、及时给予精准治疗,延误诊治会出现严重的不良后果,甚至危及生命!

30.1 儿童急性腹痛诊疗经过

　　儿童家长:医生呀,快给我孩子看看,他刚才吃晚饭时好好的,吃完了就痛得受不了,哭起来了,怎么回事呀?

　　儿科医生:好的,来,让孩子平躺在这个检查床上,我来看看。孩子多大了?痛了多长时间了?有无出现腹泻、呕吐、发热、咳嗽等情况?以前出现过这样的疼痛吗?

　　儿科医生(对着孩子说):嗯,很好,就这样躺舒服了,2个小脚踩在床上,膝盖曲起来,我来摸摸你的小肚子,看看哪里痛,看看你饿不饿。先伸出一个手指头,指一指是哪里痛,我摸到哪里痛了,你就叫啊。

　　患儿伸出右手中指,指指肚脐部位,在医生做腹部触诊时,时而还会嬉笑。

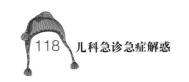

儿童家长:孩子3岁了,就痛了2h左右吧,刚才吃晚饭时好好的,吃完了就痛得受不了,没有腹泻、呕吐、发热、咳嗽等情况出现,看他现在好像好多了。以前也出现过这样的疼痛,大概半年前,当时也做了腹部B超检查,没有发现异常问题,做完B超他就说不痛了。医生说是吃多了,吃了点助消化药和益生菌,让我们注意饮食适量、清淡、容易消化。

儿科医生:嗯,饮食不当、环境温度和湿度变化等引起的消化不良是最常见的腹痛原因,胃肠内外病毒、细菌感染也可以导致腹痛,这些腹痛都不可怕,可怕的是肠套叠、阑尾炎、肠梗阻等外科急腹症引起的腹痛,还有肝胆和泌尿道结石也会引起腹痛。孩子半年前有过类似的腹痛,这次也算是再发性腹痛了,之前也做了腹部B超检查没有发现异常,现在我们也放心一点了。

儿童家长:是的,这次他腹痛我们也没有上次害怕了,但他痛得哭,就怕是肠套叠、阑尾炎之类的。那么,医生您摸摸听听孩子的肚子有问题吗? 这次还需要做腹部B超吗?

儿科医生:孩子肚子是柔软无抵抗的,而且您看,我这样一摸他是舒服一点了,没有压痛反跳痛,听诊肠鸣音是有点活跃,但不亢进。也许和上次一样,就是消化不良引起的腹痛,也许是今天吃到什么好吃的、或者之前没吃过的东西,吃得过多了。再复查下腹部B超吧,主要是为了进一步排除肠套叠、阑尾炎、肠梗阻等外科急腹症,当然如果有肝胆和泌尿道结石也可以及时发现、及时治疗。

儿童家长:好的,查查排除了这些危险疾病,我们就可以放心回家了。

1 h后,患儿的腹部B超检查回报无异常发现,患儿的腹痛也消失了,和家长一起开心愉快地回到儿科急诊室。

儿科医生:嗯,很好,腹部B超检查无异常发现,孩子现在也看起来很好,目前就按照良性功能性腹痛处理吧,先回家观察孩子的情况变化。若之后观察中孩子出现了发热、腹泻、呕吐,那么这次腹痛就是感染的先兆了,大多数轻症的病毒感染过2~3天就好了,必要时再复诊。若近期孩子没有新情况出现,可能是与吃饭有关的一些因素诱发的肠痉挛,没吃过的东西、吃饭太多、吃饭太快、吃饭前后心情不好,生气了、受惊吓了……都可诱发肠痉挛。下次您可以试试让孩子喝口温水、揉揉肚子、排排大小便,也许很快就好了。

儿童家长:好的,明白,我们有点经验了。那么,要吃点什么药吗?

儿科医生:主要是观察下面孩子是否会出现发热、腹泻、呕吐等其他新情况,必要时及时复诊。针对肠痉挛,又叫胃肠易激综合征,主要是避免诱发因素,吃饭时心情愉快,细嚼慢咽,冷热适当。消化不良是常见诱发因素,可以吃点益生菌等调理胃肠道的药。

30.2 儿童急性腹痛病例解惑

30.2.1 什么是再发性腹痛：依据发作的时间长短，把儿童腹痛分为急性和慢性两种，慢性腹痛中最常见的一种为反复发作性，又被称为再发性腹痛。再发性腹痛是指间歇性反复发作的阵发性腹痛，腹痛的程度不一，严重时可影响儿童的正常活动。95%再发性腹痛为功能性，主要原因为胃肠痉挛症，又称胃肠易激综合征，与过敏性体质有一定的关联性，有少部分患儿为结肠胀气痛、精神性腹痛、胃肠生长痛等。

少数再发性腹痛患儿有器质性病变，常见病因为消化性溃疡、慢性胃炎、慢性阑尾炎、慢性胆囊炎、慢性胰腺炎、溃疡性结肠炎、肠系膜淋巴结核、乳糖耐受不良、肠道寄生虫病、腹型癫痫以及肠道先天性畸形等疾病引起，需要进行腹部B超、CT、胃肠镜、脑电图等检查明确诊断。

30.2.2 什么是胃肠易激综合征：胃肠易激综合征又叫肠痉挛症，是引起功能性再发性腹痛的最常见原因。本病的诊断主要依据为发作性腹痛，接受检查当年，每月均有发生并至少连续3个月以上，疼痛的程度轻重不一，发作严重时可影响儿童正常的活动，而在发作间歇期表现正常。

患儿除了腹痛外，没有发热、腹泻、呕吐等其他不舒服的伴随症状，体格检查和辅助检查也没有发现任何病理情况。胃肠易激综合征的腹痛可自行缓解，喝温水、按摩腹部、排泄大小便等日常生活调理有助于缓解，患儿吃喝拉撒睡玩正常，生长发育正常。

胃肠易激综合征腹痛的临床表现，以间歇性反复发作的脐周腹痛为特点，疼痛程度轻重不一。每次发作诱因不明，多可自然停止。多数表现为轻型再发性腹痛，发作时间不长，每次发作持续数分钟至数十分钟，可以每日发作数次或数日发作1次。本症可长期复发而不影响患儿的营养状态与生活，青春期后可逐渐缓解不再发作。腹部检查多无阳性体征，经数小时以上的观察与反复体检，腹部始终柔软，无固定压痛、肌紧张、腹胀和肠型出现，肠鸣音正常，发作间歇期患儿一般情况良好，玩耍如常。

30.2.3 什么是胃肠生长痛：提到生长痛，很多儿童家长和儿科医生首先想到的是双下肢的骨骼疼痛，其实胃肠道也会有生长痛。胃肠生长痛是肠痉挛症的诱发因素之一，推测是因为儿童生长发育快，机体的血液供给发生一时性的不足，肠道在暂时缺血状态下，出现痉挛性收缩，引起疼痛；也可因自主神经功能紊乱，导致肠壁神经

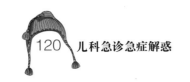

兴奋与抑制作用不协调,肠管平滑肌强烈收缩而引起疼痛。

胃肠生长痛多见于4~8岁儿童,腹痛可反复发作,多数在夜间睡觉前或入睡以后,饥饿时也易出现腹痛,疼痛部位主要在脐周部,也可发生在腹腔其他部位。胃肠生长痛的腹痛为痉挛性,持续5~15 min,在腹痛间歇期则表现正常,一般无需特殊处理。

30.2.4 什么是外科急腹症:外科急腹症特指急性发作、腹腔内、非创伤性、以腹痛为主要表现、常需手术治疗的外科疾病。急腹症是指以急性腹痛为主要表现的腹部急症。

外科急腹症的病情常常比较紧急、危、重,必须在几小时内决定是否手术。延误诊断和治疗,失去手术时机,将会给患儿带来严重的不良后果和痛苦,甚至是持续终身的损害。儿童常见的外科急腹症有急性阑尾炎、肠套叠、机械性肠梗阻、嵌顿疝、泌尿道结石、溃疡病穿孔、回肠憩室炎并发穿孔、急性肠扭转、肠旋转不良、肠系膜动脉栓塞、各种原因引起的消化道穿孔并发腹膜炎等。

30.2.5 什么是肠套叠:肠套叠多发生于2岁以内的婴幼儿,其病变为所在肠管的一部分套入到邻近的一部分肠腔内,大多数发生在回肠–盲肠相交的回盲部,腹痛时可以在腹腔回盲部触到一固定性包块,压痛明显,患儿腹痛发作后不久会呕吐,发病后2~12 h排出暗红色果酱样大便为本病特征,有时呈深红色血水样大便。

有时,肠套叠患儿的临床表现仅仅为哭闹不安,需要申请腹部B超等辅助检查,争取早期发现,尽快给予治疗。病变早期可用空气灌肠术,避免了开腹的创伤和后遗症。

30.2.6 什么是急性阑尾炎:急性阑尾炎是由于阑尾腔内细菌侵袭感染了阑尾黏膜、肠管管壁所引起的急性感染性疾病。急性阑尾炎也是儿科常见的一个急诊急症,儿童各个年龄均可罹患。

儿童急性阑尾炎起病较急,腹痛以右下腹为重,用手按儿童右下腹时会加剧孩子的哭闹,常伴随出现恶心、呕吐、发热等症状,体温可升高达39℃左右。儿童阑尾炎病情发展较快,延误诊治有发生阑尾穿孔造成化脓性腹膜炎的可能,重者可很快出现感染性休克危及儿童生命,因此,及时救治很重要。

30.2.7 什么是急性嵌顿疝:儿童疝气以脐疝和腹股沟疝为多见,脐疝发生嵌顿的机会很少,儿童多数急性嵌顿疝是由于腹股沟疝发生了急性嵌顿而造成的。

急性嵌顿疝儿童在发病前都有可复性疝气存在,即在患儿站立或用力排便时腹股沟内侧出现一包块,或仅表现为一侧阴囊增大,平卧时消失,即使不消失还可用手慢慢回纳。一旦不能回纳,患儿因腹痛而出现阵发性哭闹,腹胀和呕吐,包块表面皮肤肿胀、发热，压痛明显，则可能是发生了嵌顿疝，必须及时明确诊断，小儿外科救治。

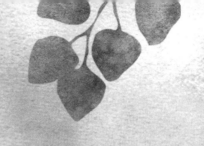

 儿童急性细菌性
脑膜炎的早期诊治

急性细菌性脑膜炎又称化脓性脑膜炎,简称化脑,是由各种化脓性细菌侵犯中枢神经系统、感染脑膜引起的急性炎症反应综合征,是儿童尤其是婴幼儿时期常见的颅内感染性疾病。临床以急性发热、惊厥、意识障碍、颅内压增高和脑膜刺激征以及脑脊液化脓性改变为特征。

随着医疗水平的不断发展,本病的预后已有明显改善,其发病率和病死率均已明显下降。若治疗不及时、不恰当,少部分幸存患儿可遗留脑积水、耳聋、癫痫、失语、精神障碍、智能低下和肢体瘫痪等各种神经系统后遗症,6个月以下幼婴儿患本病后预后更差。

31.1 儿童化脓性脑膜炎是怎么发病的

儿童,尤其是婴幼儿,全身免疫力和脑膜屏障功能均差,发生呼吸道、泌尿道及胃肠道等局部细菌感染时,易通过局部蔓延或者血液循环扩散至脑膜,罹患脑膜炎。因此,急性细菌性脑膜炎也是儿科医生和儿童家长需要时刻警惕的一种儿科急危重症。

儿童化脓性脑膜炎多在罹患上呼吸道感染、肺炎、肠炎、泌尿道炎、皮肤局灶感染及败血症后发生,神经系统症状出现前1~3 d有以下这些情况时,应考虑有化脓性脑膜炎的可能。

第一,有发热、咳嗽、腹泻、腹痛、恶心、呕吐等呼吸系统和消化系统前驱感染的临床表现。

第二,有头皮、脊背中线的孔窦畸形、头颅外伤时,有利于细菌侵入机体引起颅内感染。

第三,有中耳炎、乳突炎、骨髓炎、蜂窝织炎及败血症等细菌感染性疾病。

第四,婴幼儿不明原因的持续发热,经一般治疗无效。

第五,婴幼儿高热伴惊厥,而不能用一般高热惊厥解释者。

31.2 儿童化脓性脑膜炎的致病菌有哪些

引起儿童细菌性脑膜炎的细菌种类依年龄不同而异,但2/3以上患儿是由脑膜炎球菌、肺炎链球菌和流感嗜血杆菌3种细菌引起。

新生儿出生后1周内的感染以大肠埃希菌、B组溶血链球菌及铜绿假单胞菌为主;日龄7天以上的新生儿,通过皮肤或脐部感染者以金黄色葡萄球菌、表皮葡萄球菌为主。脑膜炎双球菌引起的化脓性脑膜炎又称为流行性脑脊髓膜炎,简称流脑,发病多在冬春季,2~4月份为流行高峰,是一种法定的急性呼吸道传染病。

31.3 儿童化脓性脑膜炎的临床表现有哪些

31.3.1 儿童化脑的发病特点:1岁以下儿童是化脓性脑膜炎的患病高峰年龄,90%的化脓性脑膜炎为5岁以下儿童,流感杆菌化脓性脑膜炎较集中发生在3个月~3岁儿童。化脓性脑膜炎一年四季均有发生,但肺炎链球菌冬春季多见,而脑膜炎球菌和流感杆菌分别以春、秋季发病多。大多数儿童化脓性脑膜炎为急性起病,部分患儿病前有数日上呼吸道或胃肠道感染病史。

31.3.2 儿童化脓性脑膜炎的感染中毒和脑功能异常的临床表现:急性发热伴有寒战、烦躁、精神委靡等,部分球菌感染者可有猩红热样皮疹。随病情加重,发热、烦躁不安伴随着进行性加重的意识障碍,患儿逐渐从精神委靡、嗜睡、昏睡、昏迷到深度昏迷。30%以上患儿有反复的全身或局限性惊厥发作。脑膜炎双球菌感染易有瘀斑、瘀点和休克。

31.3.3 儿童化脓性脑膜炎颅内压增高的临床表现:颅内压增高的表现包括头痛、呕吐,婴儿则有前囟饱满与张力增高、头围增大等。合并脑疝时,则有呼吸不规则、突然意识障碍加重或瞳孔不等大等征兆。颅内高压征可归纳为以下六方面。

31.3.3.1 年长儿持续性头痛及频繁呕吐;婴幼儿常表现为易激惹、烦躁、尖叫或双眼凝视。常伴不同程度意识障碍。

31.3.3.2 四肢肌张力增高或强直(去大脑强直:伸性强直和痉挛,角弓反张;去皮质强直:一侧或双侧上肢痉挛伴屈曲状,下肢伸性痉挛)。

31.3.3.3 血压增高、脉搏减慢、呼吸不规则甚至暂停。

31.3.3.4 婴儿前囟隆起、张力增高,继而颅缝分离及头围和前囟增大。

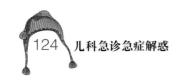

31.3.3.5　视神经盘水肿,但在急性颅内高压时常表现不明显,婴幼儿少见。

31.3.3.6　当出现意识障碍、瞳孔扩大、血压增高伴缓脉三联征象时,提示为颅内高压危象,常为脑疝的前兆。常见脑疝有小脑幕切迹疝和枕骨大孔疝两种。

31.3.4　儿童化脑脑膜刺激征的临床表现:颈项强直是脑脑膜刺激征最常见的表现,其他如克尼格(Kernig)征和布氏(Brudzinski)征阳性。这些表现婴儿常不明显。

31.3.5　小婴儿化脓性脑膜炎的临床表现:年龄小于3个月的婴儿和新生儿化脓性脑膜炎的临床表现多不典型,主要有以下几方面的差异。

31.3.5.1　体温可高可低,或不发热,甚至体温不升。

31.3.5.2　颅内压增高表现可不明显。婴幼儿不会诉头痛,可能仅有吐奶、尖叫或颅缝开裂。

31.3.5.3　惊厥可不典型,如仅见面部、肢体局灶或多灶性抽动、局部或全身性肌阵挛、或各种不显性发作。

31.3.5.4　脑膜刺激征不明显。与婴幼儿肌肉不发达、肌力弱和反应低下有关。

31.4　儿童化脓性脑膜炎早期诊断需要哪些辅助检查

31.4.1　血常规:白细胞总数大多明显增高,分类以中性粒细胞增高为主。感染严重或经过不规则治疗患者,也可能出现白细胞总数的减少,但分类多数仍以中性粒细胞增高为主。

31.4.2　脑脊液检查:脑脊液检查是确诊本病的重要依据。典型病例表现为压力增高,外观混浊似米汤样。白细胞总数显著增多,达 $1000×10^6/L$ 以上,甚至超过 $10\,000×10^6/L$,分类以中性粒细胞为主。糖含量常有明显降低,常 < 1.1 mmol/L,蛋白质含量增高,多在 1 g/L 以上。涂片革兰染色检查,部分可找到致病菌。

31.5　如何诊断儿童化脓性脑膜炎

儿童化脓性脑膜炎诊断方法:

第一,儿童家长和儿科医生加强考虑儿童化脓性脑膜炎的意识,是早期诊断关键因素,早期诊断是早期治疗、改善预后的前提。凡是急性发热起病,并伴有反复惊厥、意识障碍或颅压增高表现的婴幼儿,均应想到罹患化脓性脑膜炎的可能性,必要时进一步进行脑脊液检测确立诊断。

第二,有明显颅压增高者,最好先适当降低颅压后再行腰椎穿刺,以防腰穿后脑疝的发生。婴幼儿和不规则治疗者临床表现常不典型,脑脊液改变也可不明显,病原学检查往往阴性,诊断时应仔细询问病史和详细体格检查,结合脑脊液中病原的特异性免疫学检查及治疗后病情转变,综合分析后确立诊断。

31.6　儿童化脓性脑膜炎的治疗原则有哪些

31.6.1　**儿童化脓性脑膜炎的对症和支持治疗**:急性期应严密监测生命体征,定期观察患儿意识、瞳孔和呼吸节律改变。积极进行脱水治疗,降低颅内压,控制惊厥发作。有高热者及时给予降温措施。

保证足量营养,监测并维持体内水、电解质、血浆渗透压和酸碱平衡也很重要。能进食者适当进食,呕吐频繁者应禁食,给予静脉营养。昏迷者给予鼻饲。对有抗利尿激素异常分泌综合征表现的患儿,积极控制脑膜炎同时,适当限制液体入量,对低钠症状严重者酌情补充钠盐。

31.6.2　**儿童化脓性脑膜炎的抗生素治疗**:化脓性脑膜炎是一严重的中枢神经系统感染,其预后与治疗是否积极有效密切相关,选择有效抗生素是治疗的关键。因此,对于确诊或高度疑似化脓性脑膜炎的患儿,均应立即给予有效的抗生素治疗,以早期、足量、足疗程为原则。根据病原菌的种类选择相应敏感的且能透过血脑屏障的抗生素,经静脉途径给药。在积极控制感染的同时,还要注意对症支持治疗,保护脑功能,防治并发症和后遗症。

在细菌培养结果出来之前就要尽快依据临床经验选择应用抗生素,原则上应选用对肺炎链球菌、脑膜炎球菌和流感嗜血杆菌3种常见致病菌皆有效的抗生素。目前主要选择能快速在患者脑脊液中达到有效灭菌浓度的第三代头孢菌素,如头孢曲松、头孢噻肟等。

31.7　儿童化脓性脑膜炎的预防和预后

加强营养、锻炼身体、增强抵抗力有助于预防儿童罹患化脓性脑膜炎,流行性脑膜炎流行期间少到公共场所,避免接触患病的儿童或成人。有感染时尽早到医院治疗,治疗要彻底,防止发展成败血症,导致化脓性脑膜炎。

治疗过程中,除了严密观察患儿临床表现的变化外,还需及时进行必要的腰椎穿刺复查,以观察脑脊液的改变,确定所用药物是否恰当有效,必要时酌情调整治疗方案。治疗效果满意时,体温多于3天左右下降,症状减轻,脑脊液细菌消失,细胞数明显减少,其他生化指标亦有相应好转,此时可继用原来药物治疗,2周后再复查脑脊液,一般情况下可完全恢复正常。临床表现消失、脑脊液正常后仍需继续应用抗生素治疗3~5 d,疗程平均2~3周甚至更长。若治疗反应欠佳,需要更换抗生素,疗程会更长。若出现并发症,还应适当延长疗程。

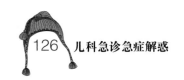

　　患儿的年龄、感染细菌种类、病情轻重、治疗早晚、有无并发症及细菌对抗生素的敏感性等因素都可影响预后。当儿童在一些疾病的基础上,出现神志改变、头痛、发热、呕吐甚至抽搐时应及时就医,配合医生尽早做腰穿检查脑脊液。一旦确诊,须坚持彻底治疗,有助于改善预后。否则,易并发硬脑膜下积液、脑积水、脑脓肿等,给治疗带来更大的困难或留有严重的后遗症。

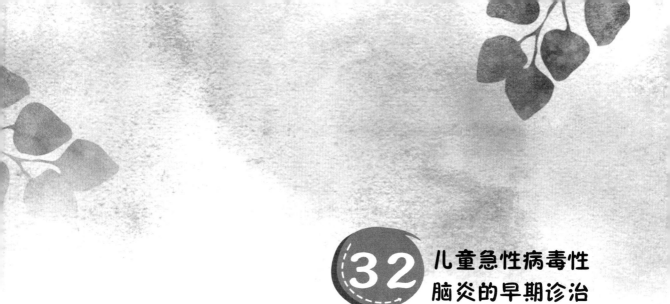

32 儿童急性病毒性脑炎的早期诊治

病毒性脑炎简称病脑，是由多种病毒感染引起的脑实质的急性炎症综合征。儿童急性病毒性脑炎，根据流行病学情况可分为流行性和散发性两类，前者如流行性乙型脑炎，后者主要是指一般肠道、呼吸道病毒引起者。由于儿童病毒性脑炎发病急骤、病情进展迅速、致残率及病死率均较高，是儿童家长和儿科医生常年都需要特别警惕防治的一种儿科急诊急症。全面认识儿童病毒性脑炎，了解儿童急性病毒性脑炎的诊疗和观察护理原则，可以提高救治成功率，最大限度地降低儿童病毒性脑炎的致残率及病死率。

32.1 儿童急性病毒性脑炎是怎么发病的

急性病毒性脑炎是由急性病毒感染引起的。目前在儿科临床工作中，仅有不到1/3的中枢神经系统病毒感染病例可以确定其致病病毒的种类，其中，80%以上是由肠道病毒感染侵袭引起，如柯萨基病毒、埃可病毒及 EV 71 病毒；其次为虫媒病毒（如乙型脑炎病毒）、腺病毒、单纯疱疹病毒、腮腺炎病毒和其他病毒。

病毒自呼吸道、胃肠道或经昆虫叮咬侵入人体，首先进入血液，引起病毒血症，在淋巴系统内繁殖后经血循环到达各脏器，入侵中枢神经系统前即可有发热等全身症状。在神经系统症状出现时，病毒血症可消失。此外，病毒亦可经嗅神经或其他周围神经到达中枢神经系统。中枢神经系统的病变可以是病毒直接损伤的结果，引起神经细胞的炎症、水肿、坏死等改变，出现一系列临床表现。当炎症波及脑膜时，则称为病毒性脑膜脑炎。也可是"感染后"的"过敏性"脑炎改变，导致神经脱髓鞘病变、血管及血管周围的损伤。

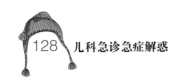

32.2 儿童病脑的临床表现有哪些

32.2.1 儿童病脑的发病特点：神经系统症状出现前1~3d,大多数病毒性脑膜炎患儿可有发热、咳嗽、腹泻、腹痛、恶心、呕吐、嗜睡等前驱感染的临床表现。

32.2.2 儿童病脑神经系统功能异常的临床表现：由于病脑的病变部位和轻重程度差异很大,因此神经系统临床表现多种多样,且轻重不一。儿科医生要严密观察病情,认真进行体格检查,注意获取以下5个方面的神经系统症状和体征。

32.2.2.1 颅内压增高：主要表现为头痛、呕吐、血压升高、婴儿前囟饱满等,严重时可呈去大脑强直状态,甚至发生脑疝危及生命。

32.2.2.2 意识障碍：轻者无意识障碍,重者可出现不同程度意识障碍、精神症状和异常行为。

32.2.2.3 惊厥：惊厥大多呈全身性,但也可有局灶性发作,严重者呈惊厥持续状态。

32.2.2.4 病理征和脑膜刺激征均可阳性。

32.2.2.5 局灶性症状体征：如肢体瘫痪、失语、失明、面神经麻痹等。一侧大脑血管病变为主者可出现儿童偏瘫;小脑受累明显时可出现共济失调;脑干受累明显可出现交叉性偏瘫和中枢性呼吸衰竭;后组脑神经受累明显则出现吞咽困难、声音低微;基底神经节受累则出现手足徐动、舞蹈动作和扭转痉挛等。

32.2.3 儿童病脑其他系统受累的临床表现：即病毒感染的脑外侵袭表现,例如,单纯疱疹病毒性脑炎可伴有口唇或角膜疱疹;肠道病毒性脑炎可伴有心肌炎和不同类型皮疹;腮腺炎病毒性脑炎常伴有腮腺肿大。

32.3 儿童病脑早期诊断需要哪些辅助检查

32.3.1 血常规：白细胞总数正常或降低,分类淋巴细胞比例增高。血沉正常或加快。

32.3.2 脑脊液检查：外观清亮,压力正常或增加。细胞数大多在$(1~500)\times10^6$/L,早期以中性粒细胞为主,后期以淋巴细胞为主,蛋白质轻度增高,糖和氯化物一般在正常范围。涂片和培养无细菌发现。

32.3.3 脑电图：多数患者均有脑电图异常,但其改变无特异性。常见的改变为弥散性异常及弥散性异常背景上的局灶性活动。病程中动态性脑电图观察有助于判断病情的发展和预后。一般随着病情的发展,脑电图改变也加重;病情改善时,脑电图也随之好转,有一定的鉴别诊断意义。以弥漫性或局限性异常慢波背景活动为特征,少数伴有棘波、棘慢综合波。慢波背景活动只能提示异常脑功能,不能证实病毒感染性质。某些患者脑电图也可正常。

32.3.4 病毒学检查: 部分患儿脑脊液病毒培养及特异性抗体测试阳性。恢复期血清特异性抗体滴度高于急性期4倍以上有诊断价值。

32.3.5 影像学检查: 严重病例CT和MRI均可显示炎性病灶形成的大小不等、界限不清、不规则的低密度灶,但早期多不能发现明显异常改变。如CT显示单侧颞叶损害,常说明为单纯疱疹病毒性脑炎,有助于排除占位性病变。

32.4 如何诊断儿童病毒性脑病

儿童病毒性脑病的临床诊断,主要依据病史、临床表现、脑脊液检查和病原学鉴定。根据脑脊液的外观、常规、生化和病原学检查。

32.5 儿童病毒性脑病的治疗原则有哪些

32.5.1 儿童病毒性脑病的对症和支持治疗: 儿童病毒性脑病缺乏特效药物治疗,主要的治疗方法是对症支持治疗和抢救生命,如降温、止惊、降低颅内压、改善脑微循环、维持呼吸循环功能和机体内环境的平衡等。治疗的原则和目标是减轻脑损害,减少并发症和后遗症,降低病死率。

儿童家长要配合儿科医护加强护理,注意口腔及皮肤的清洁,防止发生压疮。注意精神、意识、体温、呼吸、脉搏、血压以及瞳孔的变化,给足够的营养及维生素。因意识障碍长期不能进食的患儿应给予鼻饲或静脉营养,以维持水、电解质平衡与合理营养供给。高热者及时降温。

病室应安静,对患儿要尽量避免不必要的刺激;抽搐严重者要给予吸氧治疗。抽搐持续时间较短的患儿可临时肌内或静脉注射苯巴比妥或地西泮(安定)即可。在频繁抽搐和惊厥持续状态时,止痉是帮助患儿渡过生死关的既重要又困难的治疗措施。

32.5.2 儿童病毒性脑病的抗感染治疗: 抗病毒治疗的疗程一般为10～14 d:①阿昔洛韦,对单纯疱疹病毒作用最强,每次5～10 mg/kg,每8 h 1次,静脉滴注给药。②更昔洛韦,治疗巨细胞病毒有效,5～10mg/(kg·d),分2次静脉滴注。

合并细菌感染和昏迷的儿童病脑患儿,需用应用抗生素治疗或预防细菌感染。

32.5.3 儿童病脑治疗的疗效评价: 在治疗过程中,儿童家长和儿科医生需要严密观察患儿对治疗措施的反应,综合分析患儿的临床表现、体格检查和辅助检查结果,结合患儿的病情轻重及临床类型和阶段,及时对患儿的病情进行反复的评价

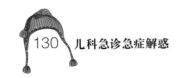

及再评价,评估患儿的病情转归和进展情况。

大多数患儿病程2～3周,渡过极期、体温正常后,标志着进入恢复期。病情较重的患儿由于脑组织的损害可以留下不同程度的后遗症,及时早期的干预,有计划地进行综合性康复治疗和训练,能收到满意的疗效,提高患儿的生存质量。

32.6 流行性乙型脑炎

流行性乙型脑炎简称乙脑,乙脑是由乙型脑炎病毒感染引起的,病情较散发性脑炎凶险,预后不良。一方面病死率相对偏高,另一方面可留有后遗症,以失语、瘫痪、精神失常最为常见。乙脑是由带病毒的蚊子叮咬而传播,乙脑病毒在蚊-猪-蚊之间循环,其流行特点是有严格的季节性,约80%的病例发生在7、8、9这3个月,在中华人民共和国传染病防治法分类规定中属乙类传染病。乙脑的诊断要点如下:

32.6.1 通常在7、8、9月份易发乙型脑膜炎。

32.6.2 起病急,表现为高热、头痛、嗜睡、恶心、呕吐,重者很快出现昏迷,抽风或呼吸衰竭,表现呼吸节律不规则,呼吸表浅,甚至呼吸停止。

32.6.3 早期可无特殊阳性体征,2～3 d后可出现脑膜刺激征,颈强直,瞳孔对光反应迟钝,腹壁反射消失,深反射亢进,病理性反射阳性,严重者可出现全身抽搐,强直性痉挛,少数患者出现软瘫。

32.6.4 辅助检查

32.6.4.1 血中白细胞计数与分类均增高,可达1万～2万/mm³。

32.6.4.2 脑脊液检查:外观清亮,细胞数大多在50～500个/mm³,少数可达1000个/mm³以上,早期以中性粒细胞为主,晚期淋巴细胞增多。脑脊液糖、氯化物正常,蛋白质轻度增高。

32.6.4.3 补体结合试验,中期及病后1个月取血做补体结合试验阳性。

32.6.4.4 早期脑脊液、血液可分离出乙脑病毒。

32.7 儿童病毒性脑膜炎的预防和预后

32.7.1 儿童病毒性脑炎的预防

32.7.1.1 平时多锻炼,提高抗病能力,预防肠道病毒感染;一旦患病及时有效地治疗,防止恶化。

32.7.1.2 按时接种麻疹、风疹、腮腺炎等疫苗;灭蚊、防蚊、预防接种乙型脑炎疫苗。

32.7.2   儿童病毒性脑炎的预后

32.7.2.1   预后与所感染的病原密切相关,单纯疱疹和乙型脑炎病毒引起者预后较差,不少存活患者留有不同程度的后遗症。

32.7.2.2   及时、恰当、有效的治疗,可改善预后,降低病死率和致残率。

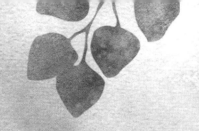

 **瑞氏综合征，儿童急性**
脑病合并肝功能异常

瑞氏综合征（Reye syndrome），即 Reye 综合征，因 1963 年由 Reye 首先报道而得名，曾被称为脑病合并内脏脂肪变性。病理特征为出现急性弥漫性脑水肿和肝脏为主的内脏脂肪变性，临床主要表现为急性颅内压增高为主的脑病综合征，实验室检查显示肝功异常。本病多数患儿年龄为 4～12 岁，6 岁为发病高峰，婴幼儿发病也可见，罕见于成年人。

瑞氏综合征是较为凶险的一种儿科急诊急症，发病率相对较颅内感染性疾病低，但来势凶猛，病死率高，治疗不及时或严重者可在数日内甚至 24 h 内死亡。但轻症或治疗及时者可在疾病的早期停止进展而逐渐康复。因此，儿童家长和儿科医生提高对本病的警惕性，早期诊断、及时治疗很重要。由于诊断和防治水平不断提高，本病病死率已从最初的 40% 以上降至 10% 左右，死亡原因大多与急性颅压增高导致的脑疝有关。

33.1 瑞氏综合征是怎么发病的

瑞氏综合征的基本病理生理特点是广泛的急性线粒体功能障碍，引起此种障碍的原因尚不完全清楚，90% 与上呼吸道病毒感染有关。本病的病理特点是急性脑水肿和肝、肾、胰、心肌等内脏器官的脂肪变性，主要的超微结构改变是线粒体异常。

本病发病的确切病因至今不完全清楚，相关的研究文献均提示其发病的病因是多因素的，一般认为与下列因素有关。

33.1.1 感染：多数患儿病前常见病毒感染，表现为呼吸道或消化道症状。致病原可能是流感病毒、柯萨奇病毒、疱疹病毒、EB 病毒、水痘、副流感、肠道病毒等。但至今尚没有证据认为本病是由于病毒的直接感染所致。

33.1.2 药物：有较多的证据认为，患儿在病毒感染时服用水杨酸盐（阿司匹林）者，以后发生本病的可能性大。近年来在英、美等国家减少或停止应用水杨酸以后，本病的发生率已有所下降。此外，抗癫痫药物丙戊酸钠也可引起与瑞氏综合征相同的症状。

33.1.3 毒素：黄曲霉素、有机农药等污染食物中毒者可出现与本病相同的症状。

33.1.4 遗传代谢病：一部分患儿有家族史。有些先天性代谢异常可引起瑞氏综合征的表现，有时称为瑞氏样综合征（Reye-like syndrome），例如全身性肉碱缺乏症、鸟氨酸氨甲酰基转移酶缺乏引起的高氨血症等。随着遗传学技术的进步，将有更多的瑞氏综合征得出遗传代谢病的特异诊断。

33.2 瑞氏综合征的临床表现有哪些

33.2.1 发病特点：患儿平素健康，大多有上呼吸道感染等病毒性前驱疾病，如发热、咳嗽、流涕、呕吐、腹泻等征象，或患有水痘等病毒性传染病。往往在前驱疾病恢复过程中突然出现频繁呕吐，其后病情迅速加重，出现反复惊厥和进行性意识障碍，常在数小时内进入昏睡、昏迷至深度昏迷，严重者呈去脑强直。

33.2.2 消化系统症状：患儿起病时有频繁呕吐，有时可伴呕血。肝脏损害症状为瑞氏综合征特征性的临床表现，其特征为有肝功能障碍但多无黄疸。查体可见患儿有肝脏肿大、质地异常。

33.2.3 脑部损害症状：为本病最为突出的表现。当前驱症状好转时，可突然出现频繁呕吐和剧烈的头痛，开始时兴奋烦躁、精神错乱、嗜睡，随后转为惊厥、昏迷、呼吸节律不整等，乃至出现去大脑强直状态。随着病情的发展，意识障碍和颅内压增高的表现进行性加重，最后发生脑疝和脑干功能障碍，可因呼吸、循环衰竭而死亡。本病神经系统的局限性体征和脑膜刺激征不明显。

33.2.4 低血糖和高血氨：多数患儿出现低血糖和高血氨的症状，少数伴有脱水和代谢性酸中毒等水电解质代谢紊乱。

33.3 瑞氏综合征的早期诊断需要哪些辅助检查

33.3.1 血常规：白细胞总数大多明显增高，分类以中性粒细胞增高为主。

33.3.2 肝功能检查：血清丙氨酸氨基转移酶增高，凝血酶原时间延长。

33.3.3 血生化检查：血氨、血浆游离脂肪蛋白质酸和短链脂肪蛋白质酸升高。

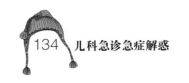

血糖大多降低,也有少部分患儿血糖正常。

33.3.4　脑脊液检查:脑脊液外观清亮,压力明显升高,细胞数和蛋白多在正常范围之内。

33.3.5　脑电图检查:多数患儿脑电图呈中、重度弥漫性异常,但其改变无特异性。常见的改变为弥散性异常及弥散性异常背景上的局灶性活动。

33.3.6　影像学检查:头颅CT和MRI检查无特异性,有助于排除颅内出血、脑部占位性病变。

33.4　如何诊断瑞氏综合征

瑞氏综合征的诊断,主要依据病史、临床表现和辅助检查。

根据患儿病前有前驱病毒感染和以后急性进行性脑部症状,如呕吐、惊厥、意识障碍,但没有神经系局灶征、脑脊液压力高但无炎症改变等特点就应考虑瑞氏综合征的可能。再根据生化代谢的特点如早期血氨高、血糖低、凝血酶原时间延长、血清氨基转移酶升高、血胆红素不高等方面来支持本病的诊断。

对本病的诊断,儿童家长和儿科医生都要有足够的警惕性,如能早期诊断、及时治疗,就可能避免发展为后期的严重颅内压增高、脑疝和脑干中枢受压的严重表现。

33.5　瑞氏综合征的治疗原则有哪些

对于瑞氏综合征,采取的是综合治疗措施。重点是纠正代谢紊乱,控制脑水肿、降低颅内压和控制惊厥等对症处理。主要是针对本病的两个基本病理生理变化,即脑水肿和肝衰竭来进行治疗和监护、评价。

33.5.1　积极降低颅内压:密切监测颅内压,控制脑水肿,是成功抢救本病的关键。在保证每日水的生理需要量基础上,适当限制每日水分进入。一般用脱水剂如20%甘露醇降低颅压,每次1 g/kg,每4～6 h 1次。

33.5.2　纠正低血糖和代谢紊乱:本病患者均存在糖原短缺,早期开始给予静脉注射10%～15%葡萄糖溶液治疗,每日120～160 ml/kg,严密监测血糖,使血糖维持在150～200 mg/dl。当血糖达到稍高于正常水平时,可加用胰岛素以减少游离脂肪酸的分解。维持水、电解质平衡,纠正可能存在的代谢性酸中毒和呼吸性碱中毒。

33.5.3　降低血氨:可给以食醋灌肠,每次10～20 ml,再加2倍无菌生理盐水稀释后保留灌肠。每日口服50%乳果糖混悬液2～3 ml/kg以酸化肠道,减少氨的吸收。供给足够热量(30～40 cal/kg),可减少组织分解产氨。有条件者也可用腹腔透析,新鲜血液或血浆置换疗法以降低血氨。

33.5.4　防治出血：给予维生素 K_1 有助于凝血酶原的合成,也可输注凝血因子或新鲜血浆等。

33.5.5　其他：控制惊厥发作,可用苯巴比妥,5~10 mg/(kg·d),该药除控制惊厥外,还有减少脑组织代谢率,对大脑起保护作用。由于瑞氏综合征的病情凶险,不同的患儿可能会出现不同的多脏器受损的症状和并发症。临床医生应严密监护,及时针对患儿具体的病症给予必要的对症和支持治疗。

33.6　瑞氏综合征的预防和预后

虽然引发瑞氏综合征的原因还不清楚,但研究显示,阿司匹林或含阿司匹林的药物会引发那些被病毒感染或刚刚从病毒性疾病中恢复的孩子患上这种病征。在美国,患瑞氏综合征的患者中有90%~95%都在最近患病毒性疾病期间服过阿司匹林。因此,目前能做到的最好的预防方法是,尽量不给儿童用阿司匹林类退热药。

瑞氏综合征的预后与病情轻重、进展速度以及治疗早晚有关。小婴儿预后较差。凡有早期昏迷、去大脑强直、反复惊厥、血氨在176 μmol/L(300 μg/dl)以上、高血钾、空腹血糖在2.2 mmol/L(40 mg/dl)以下者,预后不良。病死率高,存活者中可有智力低下、癫痫、瘫痪、语言障碍或行为异常等后遗症。

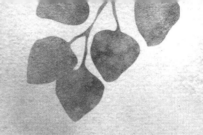

 婴儿维生素 K_1 缺乏性
颅内出血的早期防治

近年来,我国每个新生儿出生后都要立即给予肌内注射维生素 K_1 1 mg,您知道这是为什么吗?这是为了预防维生素 K_1 依赖因子缺乏性出血症。因为,如果维生素 K_1 依赖性凝血因子缺乏后果非常严重,不仅会导致新生儿期出血症,更可怕的是会导致婴儿期颅内出血! 注射维生素 K_1,预防了新生儿维生素 K_1 依赖性凝血因子缺乏性出血症,同时也预防了婴儿维生素 K_1 缺乏性颅内出血。

维生素 K_1 依赖性凝血因子包括 Ⅱ、Ⅶ、Ⅸ、Ⅹ 等,维生素 K_1 缺乏时,这些凝血因子不能在肝微粒体内羧化而活性降低,患儿会出现出血性疾病。近年来,由于对初生婴儿常规注射维生素 K_1,此病发生率已明显减少。但是,维生素 K_1 缺乏性颅内出血患儿仍然时常出现在儿科急诊室,儿童家长和儿科医生都需要进一步提高早期防治的意识。

34.1 3月龄男婴突发颅内出血诊疗经过

某县级综合医院的一天下午3时左右,一对年轻的父亲、母亲,抱着一个不明原因、突然发生呼吸困难的3月龄大的男婴,慌慌张张来到了儿科急诊室。

母亲说中午孩子还好好的,吃喝玩、大小便都很好。下午1点多孩子烦躁、哭闹,以为是普通的闹瞌睡,哄一哄就睡了。2点多发现孩子睡眠时呼吸和平常不一样、面色也不好,弄不醒。3点多赶到医院,体格检查发现孩子是在昏迷状态。询问病史,孩子为纯母乳喂养,出生时已肌内注射维生素 K_1,否认任何外伤史。

儿童家长:医生快点呀,孩子突然成这个样子,你们这样会不会耽误呀,要不要尽快转走呀?

儿科医生：孩子昏迷、呼吸不规则，考虑颅内有问题，很可能需要转院，因为我们医院没有小儿脑外科，转走前我们必须尽可能把病因弄清楚、先处理好需要紧急处理的问题，保障孩子转运中的安全。先打个维生素K₁针吧，再去做个头颅CT检查。

儿童家长：还没弄明白原因怎么就要给孩子打针呀？这样行吗？别出事了！

儿科医生：这个年龄的孩子，纯母乳喂养的，比较容易发生维生素K₁缺乏性颅内出血，我们先给孩子打个维生素K₁，若孩子是这个原因，可以尽快阻止继续出血，如果不是，也没有大的不良反应。

儿童家长：你能确定是颅内出血吗？孩子这么小能做头颅CT吗？CT不是有放射线伤孩子吗？若不是颅内问题，谁负责？

儿科医生：不能完全确定，所以需要进一步检查。孩子昏迷，必须查颅内问题，CT是目前最便捷的无创手段。

儿童家长：你说孩子纯母乳喂养，比较容易发生维生素K₁缺乏，也没人给我们说呀？你们医生不是说纯母乳喂养好吗？

儿科医生：孩子出生时医院统一肌内注射维生素K₁就是考虑到这个风险，但任何疾病不是说能完全避免的。再者，孩子的病因还没完全确定。现在我们是找到治疗的依据，马上治疗。你说孩子是纯母乳喂养，现在这是我们给孩子打维生素K₁的依据！

半个小时后，头颅CT结果显示颅内出血。

儿童家长：这出血是怎么引起的呀？真的是纯母乳喂养导致的维生素K₁缺乏吗？

儿科医生：现在能确定的是孩子有颅内出血，还需要马上做的是请脑外科会诊，联系转运至小儿脑外科。

儿童家长：好的，你们联系吧，我们听你们的。

儿科医生：当然，维生素K₁缺乏是这个年龄的孩子容易发生的一个颅内出血原因，不是纯母乳喂养也有发生的，您不用后悔母乳喂养，母乳喂养好处多。再者，孩子脑血管发育不良、颅内肿瘤都是出血原因，这些还需要进一步明确，有些病因需到手术后才能明确。

脑外科医生会诊后，决定转运转诊到儿童专科医院脑外科。半小时后，一家人簇拥着孩子，匆匆向医生致谢，登上了带给他们生命希望的120急救转运车。

34.2 病例解惑

34.2.1 婴儿维生素K₁缺乏的原因有哪些

34.2.1.1　肝脏储存量低：母体维生素K₁经胎盘通透性很低，仅1/10的量到达胎

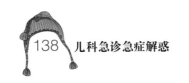

儿体内。母亲产前应用抗惊厥药、抗凝药、抗结核药等,干扰维生素 K_1 的储存或功能。

34.2.1.2　合成少:新生儿刚出生时肠道尚无细菌,或使用广谱抗生素抑制肠道正常菌群,均使维生素 K_1 合成不足。

34.2.1.3　摄入少:母乳中维生素 K_1 含量(15 g/L)明显低于牛乳(60 g/L),因此纯母乳喂养的婴儿多见。刚出生时摄入少、获得的维生素 K_1 量亦少。

34.2.1.4　吸收少:有先天性肝胆疾病、慢性腹泻可影响维生素 K_1 的吸收。

34.2.2　婴儿维生素 K_1 缺乏性出血有哪几型? 有哪些临床表现

34.2.2.1　早发型:生后 24 h 之内发病,多与母亲产前服用干扰维生素 K 代谢的药物有关,少数原因不明。轻重程度不一,轻者仅有皮肤少量出血或脐残端渗血。出血严重者,可表现为皮肤、消化道、头颅等多部位、多器官出血,颅内出血常常是致命的。

34.2.2.2　经典型:出生后第 2～5 天发病,早产儿可迟至生后 2 周发病。表现为皮肤瘀斑、脐带残端渗血、胃肠道出血等,而一般情况好,出血呈自限性。

34.2.2.3　晚发型:生后 1～3 个月发病,多见于纯母乳喂养、慢性腹泻、营养不良、长期接受全静脉营养等的儿童。除其他部位出血外,几乎均有颅内出血,死亡率高,幸存者大多数遗留轻重不等的神经系统后遗症。

34.2.3　婴儿维生素 K_1 缺乏性出血症的辅助检查有哪些异常

34.2.3.1　凝血酶原时间和部分凝血活酶时间:均延长,血小板正常。

34.2.3.2　测定活性Ⅱ因子与Ⅱ因子总量比值:两者比值小于 1 h 提示维生素 K 缺乏。

34.2.3.3　测定无活性凝血酶原:用免疫学方法(PIVKAⅡ法,protein induced invitam in K absence)直接测定无活性凝血酶原,阳性提示维生素 K 缺乏。

34.2.4　婴儿维生素 K_1 缺乏性出血症的诊断依据有哪些:根据上述的高危病史、发病时间、临床表现、实验室检查及维生素 K 治疗有效即可诊断。

34.2.5　婴儿维生素 K_1 缺乏性出血症如何治疗:本病应用维生素 K 治疗有效,同时采取对症处理的方法保障患儿生命安全。

34.2.5.1　婴儿有出血症时,应立即静脉或者肌内注射维生素 K_1,每次 1～5 mg,可重复数次,或静脉缓慢注射,可迅速改善出血。

34.2.5.2　出血量多的病例,可输新鲜血或血浆,每次 10～20 ml/kg。

34.2.5.3　胃肠道出血时应暂禁食,静脉补充营养。

34.2.5.4　止血后还应根据具体情况纠正贫血。

34.2.5.5　早期喂养有利于肠道菌群的形成以及维生素K的合成。

34.2.5.6　颅内出血,同时进行维持脑功能的紧急治疗,必要时手术治疗。

34.2.6　如何预防婴儿维生素K₁缺乏性出血

34.2.6.1　新生儿出生后立即给予维生素K_1 1 mg肌内注射。

34.2.6.2　正常新生儿应在生后1个月、2个月时肌内注射维生素K_1 1 mg各1次以预防晚发型维生素K_1缺乏。

34.2.6.3　纯母乳喂养者,母亲应口服维生素K 20 mg/次,每周2次。

34.2.6.4　婴儿出现腹泻、应用抗生素等情况时注意补充益生菌,超过3 d者给予维生素K_1 1～5 mg肌内注射1次。

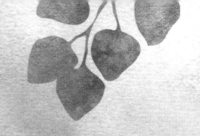

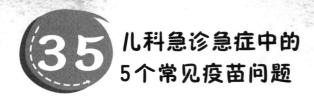

35　儿科急诊急症中的 5个常见疫苗问题

疫苗是经过人工减毒或者灭活的病毒、细菌等病原微生物或其代谢产物。疫苗接种是控制传染性疾病最有力的手段，已经成为陪伴世界各国儿童长大成人的健康保护神。《预防接种服务规范》是我国《国家基本公共卫生服务规范》的12项内容之一，主要由乡镇卫生院和城市社区卫生服务中心的防疫部门执行，负责对辖区内居住的所有0~6岁儿童提供疫苗接种医疗服务。

儿童疫苗接种前后会遇到很多与疾病和健康相关的急慢性问题，经常需要到儿科门急诊就诊询问。疫苗接种，其实就是用减毒或无毒的病原体，模拟病毒、细菌等致病微生物感染的过程，刺激机体产生保护性免疫记忆和抗体，疫苗和机体之间免疫应答的过程中出现的免疫病理反应就是疫苗反应。下面这5个疫苗相关问题，特别是被猫狗类动物咬伤、抓伤后狂犬疫苗的接种问题，都是儿科急诊急症中的常见问题。

35.1　被动物咬伤或抓伤后狂犬疫苗的接种问题

喜欢小动物、喜欢和小动物密切接触是儿童的天性，可以开阔视野、认识世界，有助于促进儿童健康发育，但也增加了被咬伤、抓伤的意外伤害风险。家庭饲养的猫狗等宠物、动物园供游客观赏的动物、在居民小区和公园四处闲逛的动物，都可能突然攻击伤害儿童，这种意外伤害防不胜防，轻重不等，但都是需要紧急处理、尽快就医的，大多数是需要接种狂犬疫苗的。因此，儿童家长和儿科医生都需要提高对动物意外伤害的防范意识和处理技能，知晓狂犬疫苗接种的相关问题。

35.1.1 伤口处理：被猫狗类动物咬伤、抓伤后,首先检查咬伤、抓伤的局部,若发现有伤口,马上就地及时对伤口进行清洗消毒处理,最好是在咬伤后几分钟内进行。局部伤口处理愈早愈好,若损伤当时没有发现,损伤后次日或者延迟3～4 d才发现,也要在发现的第一时间给予尽可能彻底的局部处理,此时如果伤口已结痂,应将结痂去掉后进行同样程序的彻底局部处理。

伤口处理流程如下：

35.1.1.1 先用3%～5%肥皂水或0.1%新洁尔灭清洗后,再用清水充分洗涤。对较深的伤口,用注射器伸入伤口深部进行灌注清洗,尽量做到全面彻底。

35.1.1.2 然后,再用75%乙醇消毒,继而用浓碘酊涂擦。

35.1.1.3 如果伤口出血不太多,不宜包扎、缝口,开放性伤口应尽可能暴露。

35.1.2 被什么动物伤害后需要接种狂犬疫苗：由于狂犬病的严重危害性,一旦发病没有有效的治疗方法,病死率100%,预防发生就成了必须要做的事情。被狗、猫、狐狸、狼、臭鼬、浣熊和吸血蝙蝠等哺乳类动物咬伤、抓伤后,有破损皮肤或黏膜被动物舔过,都必须尽快接种狂犬疫苗,即便是很轻的抓伤,即便是被看似健康的动物伤害的。

严重的咬伤、抓伤,除了及时注射狂犬疫苗外,必要时还要使用抗生素、精制破伤风抗毒素以及抗狂犬病血清或免疫球蛋白。

35.1.3 接种狂犬疫苗采取怎样的流程？有无禁忌证：被猫狗等动物抓伤或咬伤了,在尽快局部处理伤口后需要立即就医,一定要尽早、全程、足量接种狂犬疫苗,不能存在侥幸心理和省钱心理,接种程序为0、3、7、14、28 d各一个免疫剂量,0天是指24 h之内,儿童与成人用量相同,孕妇被抓伤或咬伤也需要注射,抓伤或咬伤后注射狂犬疫苗无禁忌证。

35.1.4 狂犬疫苗接种后有哪些不良反应：接种狂犬疫苗后的局部反应:少数儿童有注射部位疼痛、红肿、硬结、瘙痒,甚至水肿、淋巴结肿大。

接种狂犬疫苗后的全身反应:精制狂犬病疫苗经纯化,蛋白杂质极少,所以接种不良反应罕见或轻微。

35.1.5 狂犬疫苗接种后再次被咬伤是否要再次接种：被动物咬伤、抓伤后,尽管完成了全程狂犬疫苗注射接种后机体会产生抗狂犬病的抗体,但是狂犬病抗体的免疫保护性维持时间较短,更不是终身免疫的。如果再次咬伤距离前次疫苗注射在3～5个月内,需要再加强2针。如果已超过6个月以上,需要再次全程注射接种狂犬疫苗。

35.1.6 被动物咬伤、抓伤后,患狂犬病的概率有多大：虽然被狗猫等动物伤害

后要求全部都要尽快规范注射接种狂犬疫苗,但绝大多数狗、猫等动物其实并不携带狂犬病病毒,也许只有不到1%的概率携带病毒,因此,在科学防控的同时不要恐慌。在被狗、猫等动物伤害后,要尽可能了解到这个伤人动物随后的生存状况,如果存活超过5~10 d,提示其咬人时唾液里并不含有狂犬病病毒。

即便是被疯动物伤害后未注射狂犬疫苗,也不一定都会发生狂犬病;是否发生狂犬病,与咬人动物的种类,所含病毒株的毒力强弱,进入人体内的病毒量,受伤者的年龄、身体状况、咬伤部位、伤势轻重,以及咬伤后伤口局部处理情况等因素均存在直接关系。

35.2　儿童出现了发热、咳嗽等急症,常规疫苗接种如何进行

儿童出现了发热、咳嗽、腹泻等急症,原则上要推迟疫苗的接种,但是,被动物咬伤后需要注射的狂犬病毒疫苗不能推迟。如果家长发现儿童有急性病症,特别是发热在37.6 ℃以上者,或同时伴有其他明显急性症状的儿童,应暂缓接种疫苗,儿童康复并经过一段时间调养后再接种,一般是临床表现消失、停药7 d后开始疫苗注射较为安全。此外,如果儿童处于某种慢性疾病的急性发病期或恢复期,均应推迟疫苗的接种,待儿童病情康复、过了急性发作期以后再接种。

35.3　常规疫苗接种的禁忌证有哪些

35.3.1　一般禁忌证(又称慎用症):指在某种情况下可缓期接种,常见的情况有以下5种。

35.3.1.1　儿童出现了发热、咳嗽、腹泻等急症。

35.3.1.2　患有结核病、急性传染病、肾炎、心脏病、湿疹及其他皮肤病者,不予接种卡介苗。

35.3.1.3　在接受免疫抑制剂治疗期间,发热、腹泻和急性传染病期,忌服脊髓灰质炎疫苗。

35.3.1.4　因百日咳菌苗偶可产生神经系统严重并发症,故本人及家庭成员患癫痫、神经系统疾病有抽搐史者,禁用百日咳菌苗。

35.3.1.5　患有肝炎等传染病或其他严重疾病者,在疾病的急性期不宜进行免疫接种。

35.3.2　绝对禁忌证:是指接种疫苗后,有可能造成发生接种不良反应的概率增加和不良反应加重或免疫损伤。如免疫功能不全(缺陷)者,不能接种减毒活疫苗,但可接种灭活疫苗。对鸡蛋过敏者,不宜接种麻疹、流感等以鸡胚细胞培养的疫苗。

35.4　儿童疫苗接种前后,应当怎么做

儿童接种疫苗后注意事项如下：

第一,儿童疫苗接种前,家长应确定好疫苗接种机构,要到国家认定的疫苗接种门诊进行接种,一般是所在辖区的社区卫生服务中心、乡镇卫生院以及妇幼保健机构。

第二,应向接种人员如实提供儿童的健康状况,特别注意儿童近期有无急性疾病、过敏体质、免疫功能不全、神经系统疾患等情形。

第三,在新生儿接种疫苗前,家长需配合接种人员,做好新生儿健康状况的问诊和一般健康检查,提供新生儿的健康状况,包括出生时是否为足月顺产、出生体重多少,新生儿出生评分情况,有无先天性出生缺陷,是否现患某种疾病等,以便接种人员正确掌握疫苗接种的禁忌证,并决定是否接种疫苗。

第四,儿童进行接种疫苗后,应在预防接种单位留观至少30 min。部分儿童在接种疫苗后会出现一些反应,如低热、局部红肿,同时可能伴有全身不适,如倦怠、食欲不振、乏力等症状。上述症状一般持续1～2 d即可消失,不需要任何处理。

第五,儿童接种疫苗后出现上述反应,应该适当休息,多喝开水,注意保暖,防止继发其他疾病。如果发生严重反应者,及时就医。

35.5　儿童疫苗接种后,可能出现的反应有哪些

接种疫苗以后,由于个体原因,极少数人可能会发生过敏反应。监测数据表明,过敏性休克大多发生在接种后30 min内,发生过敏性休克后,如果不在医务人员监护范围之内就容易发生生命危险,所以接种现场必须配有医生和急救药品,主要是防止发生意外。如果监护人怀疑自己的儿童接种疫苗发生了异常反应,就应该及时向接种人员或疾病预防控制中心咨询或报告。下面这6类反应,与疫苗和儿童的基础情况均有关。

35.5.1　卡介苗:接种后2周左右局部可出现红肿浸润,6～8周显现OT试验阳性,8～12周后结痂。若化脓形成小溃疡,腋下淋巴结肿大,可局部处理以防感染扩散,但不可切开引流。

35.5.2　脊髓灰质炎:三型混合疫苗接种后有极少数婴儿发生腹泻,但往往能不治自愈。

35.5.3　百日咳、白喉、破伤风类毒素混合制剂:接种后局部可出现红肿、疼痛或伴低热、疲倦等,偶见过敏性皮疹、血管性水肿。若全身反应严重,应及时到医院

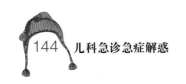

诊治。

35.5.4 麻疹疫苗:接种后,局部一般无反应,少数人可在6~10 d内产生轻微的麻疹,给予对症治疗即可。

35.5.5 乙型肝炎病毒疫苗:接种后很少有不良反应。个别人可有发热,或局部轻痛,不必处理。

35.5.6 疫苗接种的偶合症反应:预防接种的偶合症严格地说可分为偶合、诱发和加重原有疾病3种情况。诱发和加重则与预防接种有直接或间接的关系,即不接种疫苗,可能就不会引起原有疾病的复发或加重。

35.5.6.1 偶合是指受种者在接种时正处于某种疾病的潜伏期或者前驱期,接种后偶合发病,它与预防接种无因果关系,纯属巧合,即不论接种与否,这种疾病都必将发生。

35.5.6.2 诱发是指受种者有疫苗说明书规定的接种禁忌,在接种前受种者或者其监护人未如实提供受种者的健康状况和接种禁忌等情况,接种后受种者原有疾病急性复发或影响生理过程。

35.5.6.3 加重是指受种者原患有慢性疾病,在预防接种后立即引起加重或急性复发,经调查证实与预防接种有一定关系者。加重原有疾病实际上也是诱发的一种,不过临床症状和体征更加严重。